具体例からはじめる
患者と医療従事者のための

# インフォームド・コンセント
### 取扱説明書

*Informed Consent*

［著］
## 谷田憲俊
北斗病院在宅緩和療養センター センター長

診断と治療社

# はじめに

"インフォームド・コンセント" という言葉も，かなり広まりをみせている．医療界ではほとんどの人が知っているし，マスコミも含めて一般にも広がっている．ただし，広まったお陰で多様な用いられ方がされ，中には「それって，違うんじゃない」といった"インフォームド・コンセント"まである．

実際，言葉先行で，医療従事者にもインフォームド・コンセントに関する十分な理解がないのが現実であろう．その大きな理由は，インフォームド・コンセントの背景に「個人の自律」という概念があるからと思われる．なぜなら，日本には「自律」という文化がないので，インフォームド・コンセントが適切に理解されにくい．

そのうえ，「至れり尽くせり」の傾向はますます高まり，要らぬことも「余計なお世話」で提供される．人々は待っていれば何でも与えられるようになり，「自律」が必要とされない社会情勢になってきた．人間の尊厳や基本的自由から導き出された自律がおろそかにされることは，個人が大切にされないことを意味してしまう．それら野放図な状況のためか，一方で医療従事者は患者の権利を尊重せず，他方では患者や家族は「権利」に基づかない要求を医療従事者側に突きつける現状となっている．

このように，医療を取り巻く状況には混迷が深まっている．その源の日本文化について，あれこれいってもはじまらない．それらの文化から様々な軋轢が臨床に生じているが，少なくともその大きな部分はインフォームド・コンセントの理念を適切に運用することによって解消されるであろう．

筆者は，インフォームド・コンセントの "標準テキスト" として『インフォームド・コンセント その誤解・曲解・正解』を 2006 年に上梓した[a]．そこには，インフォームド・コンセントの理念から実践まで，初心者にもわかりやすく記している．今でも，とくに追加する点は見当たらない．ところが，当初から「かえってわからなくなった」などの評価に遭遇した．

確かに，『インフォームド・コンセント その誤解・曲解・正解』には，臨床の場における患者と医療者の具体的対話を描いた場面は少ない．臨床現場ではわかりやすい具体的手法はとても大切である．その支援のために用意されたのが，筆者も参加した『「ともに考える」インフォームド・コンセント』である[b]．そこに提案されているインフォームド・コンセントのコツは，医療の提供者と受給者双方のやりとりの際にとても役に立つ．

本書は，『インフォームド・コンセント その誤解・曲解・正解』と『「ともに考える」インフォームド・コンセント』を補完し，インフォームド・コンセントの具体例を示すことにある．つまり，現場で起こりがちなよくある事例を紹介し，インフォームド・コンセントの過程を具体的に示している．すべてを取り上げることはできないので主だった課題を扱っているが，そこでは不適切な例も示すなどしてわかりやすくを旨とした．

ただし，お手本を示すのは結構むずかしい．元来，日本の案内は，"案内される必要のない人" に向けられるという大きな特徴がある．つまり，道路案内も構内案内も，目標近くまで案内なしに辿り着ける人（大体の道筋を知っている人）のためにある．案内があるところまで辿り着ければ，あとは案内なしで行けるので，案内は無用の長物が多い（最近はかなり改善されてきたが）．多分，案内を作る人は "自分が知らない所に案内を設置できない" ので，"自分が知っている所" から案内をはじめるからであろう．本書にもその傾向があるのではないかと危惧するが，可能な限り "はじめ

（離れた所）から目標近くまで辿り着きたい"人に配慮し，具体的には"トリセツ"（取扱説明書）形式とした．すなわち，インフォームド・コンセントを取扱うにあたって，注意すべきこと・重要なことを中心に，可能な限り一言で表現し，端的に目に触れるようにしている．ある部分は，過激（？）に思える表現もあるかもしれないが，わかりやすさを第一としたためである．読み進めていただければ，意図は十分納得いただけると思う．

インフォームド・コンセントは，自律という基本概念から日本文化への挑戦である．そこで，本書"トリセツ"は，まず基本理念を押さえることからはじめる．臨床に直結するところは，関連する臨床課題のところでも解説する．取り上げる課題数は限られるが，内容はすべてに通じるので，容易に応用が可能であろう．また，折々に必要な対話術，コミュニケーション技能についてもふれる．それらを通じて，臨床でしばしば遭遇する困惑する病態あるいは状況に応じて求められるインフォームド・コンセントの"トリセツ"をわかりやすく解説する．最後のQ&Aでは，患者や家族からの疑問・質問にも答えるようにして，医療従事者のみならず一般の方にも理解しやすいように工夫した．

なお，前著に挙げた文献の再掲載はせず，新しい文献のみを表している．それらの出典を知りたい方は，ご面倒でも前著[a]を参照することをお願いしたい．また，インフォームド・コンセントについては基本を述べるだけとするので（それでもかなり濃密となっているが），その詳細については『インフォームド・コンセント　その誤解・曲解・正解』[a]と『患者の権利』[c]，および『ユネスコ生命倫理学必修』[d]を参照されたい．特に，後二者からわかるように，本書に記されていることは国際的に認められる標準的な自律や患者の権利，インフォームド・コンセントの理念に基づいている．

筆者が現在従事している在宅診療では，医師が主導することはなくチームで活動している．インフォームド・コンセントでも同様である．本書に"医師"と表示してある部分は，多くの場合は"医療従事者"と読み替えたほうが適切であり，看護師や薬剤師，コメディカル，医事担当者なども含まれることを確認しておきたい．

また本書は一般の方々にも読まれることを念頭に置いている．ただ，そうはいっても，一般あるいは患者や家族には少しむずかしいかもしれない．しかし，医療の現場において自分の意思が通じない，あるいは軽視されたなどといった疑問や危惧を覚えた方には，ご自分の経験と照らし合わせることによって，少なくともインフォームド・コンセントの課題に関しては，対処できるまでに理解が深まると思う．アメリカでは，アナス氏の本[c]をベッド際に置いておくだけで，医療従事者の対応が違ってくるという．本書にも，その効能が期待できることを願っている．

2013年9月

谷田憲俊

文　献

[a] 谷田憲俊：インフォームド・コンセント　その誤解・曲解・正解．大阪：医薬ビジランスセンター，2006．
[b] 患者と医療者で「ともに考える」インフォームド・コンセントの手引き．http://www.ishisengen.net/pdf/tomoni.pdf
[c] ジョージ・J・アナス著，谷田憲俊監訳：患者の権利　患者本位で安全な医療の実現のために．東京：明石書店，2007．
[d] 国際連合教育科学文化機関（ユネスコ）人文社会科学局著，浅井　篤，高橋隆雄，谷田憲俊監訳：ユネスコ生命倫理学必修〈第1部〉授業の要目，倫理教育履修課程．大阪：医薬ビジランスセンター　2010．

Contents

具体例からはじめる 患者と医療従事者のための
**インフォームド・コンセント取扱説明書**

# 第1章 インフォームド・コンセントとは　1

## Ⅰ 人間の尊厳と基本的自由がインフォームド・コンセントの基盤　2
## Ⅱ 患者の自律と自己決定　5
- 1 自律の考え方　5
- 2 自己決定への歩み　7

## Ⅲ 自律は"毒薬"か：二種類の自律　8

## Ⅳ 患者の権利と医師の義務　10
- 1 患者の権利　10
- 2 患者が責任をもつ範囲と医師が責任をもつ範囲　13
- 3 医業に付随する課題　15

## Ⅴ 治療拒否は「選択の自由」にすぎない　17
- 1 真に有用な医療は意外に少ない　17
- 2 治療拒否は治療方針の選択の一つにすぎない　18
- 3 必要とされる医療措置を拒否する　18
- 4 施行中の医療行為の拒否　19
- 5 良質の医療に反する行為は要求できない　20

## Ⅵ インフォームド・コンセントの説明はどうしたらいいのか　21
- 1 患者に説明すべき事柄　21
- 2 説明義務という視点　23
- 3 どこまで説明する必要があるのか　24
- 4 適切な"説明"とは　26
- 5 患者の理解とその確認　28

## Ⅶ 患者・医師関係　30
- 1 患者・医師関係の4型　31
- 2 診療録（カルテ）開示をインフォームド・コンセントに利用する　32

小括　33

- 事例1 患者を置き去りにした医療　2
- 事例2 自律と自己決定の重みを否定した判決　4
- 事例3 がん患者も自律を発揮する　7
- 事例4 インゲルフィンガー物語　10
- 事例5 患者の秘密保持　11
- 事例6 命にかかわる情報の扱い（カリフォルニア州のタラソフ事件）　11
- 事例7 患者の秘密保持の例外　12
- 事例8 死に逝く患者に延命措置をしてはならない　12
- 事例9 業務上過失致死罪に問われた医師が無罪になった例　14
- 事例10 無茶な要求に応える必要はない　15
- 事例11 受けないほうがよかった無用な医療　18
- 事例12 利益相反開示の意味　23
- 事例13 アメリカの白内障手術における形式的な同意　25
- 事例14 頻発する副作用に重症でなくても説明を要する　27
- 事例15 インフォームド・コンセントは危機管理　30

### Column

- 医療従事者の責務を定めた法律　3
- 自律と自立　6
- 診療開始を決めたのは医師であった　7
- インフォームド・チョイスとは　8
- 生命至上主義　13
- 日本は名だたる人権後進国　13
- 黙示的同意　15
- 包括的同意　16
- 推定同意　17
- ジェスティとジェンナー　17
- 利益相反　23
- ロビンソン判決と名古屋がん告知訴訟判決　24
- インフォームド・コンセントは臨床試験と臨床現場で別に展開してきた　33

# 第2章　インフォームド・コンセントの臨床　35

- Ⅰ　膵がん患者のインフォームド・コンセント……36
  1. 事例：糖尿病を契機として見つかった膵がん患者　36
  2. 初診において　36
  3. 検査に伴うインフォームド・コンセント　38
  4. 初診の検査の結果　39
  5. 精密検査　40
  6. 手術に向けて　46
  7. 手術と術後抗がん剤療法　48
  8. 事例のまとめ　49
- Ⅱ　悪い情報を伝えるには配慮が要る……49
  1. 事例：対応に苦慮した進行膵がん患者　50
  2. 面談する前に準備すること　51
  3. 患者への気づかい　52

4　進行がん，不治性がん患者への説明　　54
　　　5　予後告知について　　56
　　　6　誰にとってもむずかしい受容　　58

Ⅲ　インフォームド・コンセントと家族ケア ……………………………………………… 59
　　　1　家族ケアの必要性　　59
　　　2　告知に消極的な家族への対応　　61
　　　3　告知反対に固執する家族への対応　　61
　　　4　家族のケア：高齢者と小児　　62

小括 …………………………………………………………………………………………… 65

事例16　覚悟せよといわれた進行胃がん患者　56
事例17　みるに堪えない蘇生術をみせつけられて　60
事例18　何歳から成人とみなされるのか　63

Column
- 膵疾患と糖尿病　36
- 医師は白衣姿のほうが私服より好まれる傾向にある　38
- 「万が一」という言葉　43
- 小児の検査の多くは侵襲的　44
- クリニカル・パス（クリティカル・パス）　44
- 生存率の考え方　47
- 膵がんに対する化学療法　49
- 電話で重大事項は伝えない　53
- がん患者の自殺念慮　54
- スピリチュアル的苦痛　55
- インターネット時代の医療情報の扱い　58
- インフォームド・アセント　62
- 子どもの権利　63
- 子どもケアの専門職　64
- 死に逝く子と死について話しても後悔する親はいない　65

# 第3章　インフォームド・コンセントに付随する課題　　67

Ⅰ　理解する能力・同意する能力：現実的なとらえ方 ……………………………………… 68
　　　1　かなりトリッキーな同意能力　　69
　　　2　新生児・幼児の場合　　70
　　　3　認知能に障害のある患者の場合　　71

Ⅱ　セカンド・オピニオン ……………………………………………………………………… 73
　　　1　セカンド・オピニオン制度は，インフォームド・コンセントの一環である　　73
　　　2　セカンド・オピニオンの実際　　74

Ⅲ　インフォームド・コンセントに有用な事前指示 …………………………………………… 75
　　　1　事前指示の意義　　75
　　　2　事前指示の現状と課題　　77
　　　3　事前指示を意思決定に役立てる　　78

## Ⅳ インフォームド・コンセントには例外がある……80
1　公衆衛生上の緊急事態　80
2　救急救命の場　80
3　判断能力のない患者　81
4　治療により恩恵がある場合　81
5　患者が自己決定権を放棄　82
6　自己決定により自分または他者へ被害が生じる場合　82
7　文化的に自己決定という概念がない　83
8　人権の停止措置　83

## Ⅴ インフォームド・コンセントにかかる様々な圧力……84
1　インフォームド・コンセントへの圧力　85
2　インフォームド・コンセントへの圧力は強まっている　87

## Ⅵ インフォームド・コンセントに戸惑うとき……88
1　緊急時のインフォームド・コンセント　88
2　患者の意思決定代行者が医療方針を決定する場合　89
3　受けないほうがいい医療を患者が希望する場合　90
4　誤解をしている患者の場合　91
5　倫理委員会の勧告に患者や家族が納得できないとき　91
6　介護老人保健施設におけるインフォームド・コンセント　92
7　臨床におけるプラセボのインフォームド・コンセント　93
8　代替療法のインフォームド・コンセント　93
9　遺伝子医療とインフォームド・コンセント　95
10　信仰をもつ患者には　96

### 小括……96

- **事例19** 判断能力に関して一里塚的となった判決　69
- **事例20** 介護者のいうことをきかずに怪我をする高齢者　72
- **事例21** セカンド・オピニオンに助けられた患者　74
- **事例22** 脅されて良質の医療に反する手術を強要された例　84
- **事例23** 操作から乱診乱療へ　86
- **事例24** 患者の誤解は深刻な事態を招く　90
- **事例25** 花粉症に漢方が効いた？　94

### Column
- 親権停止制度（2012年民法改正）　71
- 地域社会における共生の実現に向けた関係法律の整備　72
- 事前指示が生まれた背景　75
- エンディングノート　77
- 「家族の代理決定を認めない」という意見に論理性も倫理性もない　81
- 母体か胎児か：それが問題だ　83
- 医学論文のねつ造　87
- 最善の医療　89
- 倫理委員会　91
- 臨床倫理士（clinical ethicist）　92
- 自由診療はインフォームド・コンセント違反が多い　93
- 混合診療の問題点　94
- 中医とアーユルベーダ医学　94
- 予防的乳房・卵巣切除術の効果　95

# 第4章　医療の課題とインフォームド・コンセント　　97

## Ⅰ　医療の幻想とインフォームド・コンセント　98
1. 古代から過剰な医療は戒められてきた　98
2. 医学医療の幻想を助長してきた「患者第一の医療」　100
3. EBM の役割　101
4. 頼りにならない診療指針　101
5. EBM は医学医療の幻想を打破できるか　103

## Ⅱ　公衆衛生のインフォームド・コンセントは別扱いされない　106
1. フッ素洗口と水道水フッ化物添加のインフォームド・コンセント　106
2. 「公衆衛生におけるインフォームド・コンセント」から　107
3. フッ素物添加とワクチン義務接種（強制接種）の課題は異なる　108

## Ⅲ　性差医療と生殖補助医療のインフォームド・コンセント　108
1. 性にまつわる情報の微妙さ　109
2. 産婦人科診察への配慮　109
3. 生殖補助医療への配慮　110
4. 胎児診断について　111
5. 死産児の扱いについて　112

## Ⅳ　在宅医療におけるインフォームド・コンセント　113
1. 在宅医療　113
2. 在宅緩和ケア　114
3. 入院から在宅診療への移行にあたって　115

## Ⅴ　臨終期ケアのインフォームド・コンセント　116
1. 終末期・臨終期の臨床倫理　116
2. 臨終期ケアで留意すること　117
3. 臨終期ケア：看取りのインフォームド・コンセント　119
4. 死別ケア　121

## Ⅵ　医療事故にもインフォームド・コンセントの理念を　122
1. 医療事故と医療過誤　123
2. 医療事故へのインフォームド・コンセント　124
3. 患者の安全文化を創る　125
4. なぜ薬害はなくならないのか　126

小括　127

---

**事例 26** 医原性に患者を悪化させていることに気づかない医師　98

**事例 27** 死別にあたっては家族ケアを重視する　119

**事例 28** 救急医療の専門性と診療義務が焦点になった裁判　123

**事例 29** 医療過誤に訴訟を選択しなかった　125

> **Column**
> - 貝原益軒の『養生訓』にある
>   　古代中国の言説　98
> - 病気喧伝とは　99
> - 医療化（medicalization）　99
> - 臨床試験における
>   　一次（主要）評価項目の大切さ　105
> - NNT（治療必要数）の正しい理解　105
> - 多死社会の到来　112
> - エンゼル・メイク　121

# 第5章　インフォームド・コンセントのトリセツ　129

- Ⅰ　"他山の石とする" ……………………………………………………… 130
- Ⅱ　インフォームド・コンセントはむずかしい？ ………………………… 130
- Ⅲ　インフォームド・コンセントは医師の免責のため？ ………………… 131
- Ⅳ　形式的・形骸化されたインフォームド・コンセントを避けるには … 131
- Ⅴ　医療は自動車とは異なる ………………………………………………… 132
- Ⅵ　これからの医療に向けて ………………………………………………… 132
- 結論 …………………………………………………………………………… 134

> **Column**
> - 医師の職業倫理確立は世界的課題　131

# 第6章　インフォームド・コンセント Q&A　135

- Ⅰ　理念や原則に関する疑問・質問 ………………………………………… 136
- Ⅱ　手続きや仕組みに関する疑問・質問 …………………………………… 141
- Ⅲ　臨床に関する疑問・質問 ………………………………………………… 148
- Ⅳ　多岐にわたる疑問・質問 ………………………………………………… 154

参考図書・文献 ……………………………………………………………… 159
索引 …………………………………………………………………………… 162

――― 凡例 ―――
🚫 ：注意（警告）マーク　　　✅ ：重要マーク
Ⓟ ：患者（Patient）の略記号　　Ⓓ ：医師（Doctor）の略記号

# 第1章

## インフォームド・コンセントとは

　インフォームド・コンセントを直訳すれば,「知らされての同意」である．つまり,「患者が医師の診療を受け,自分の状態について説明を受け,納得したうえで,医師が提案した医療方針に患者が同意する」ことで,この文言の主語は"患者"である．

　インフォームド・コンセントの理念がアメリカ発で輸入されてから,日本の知恵袋によって「納得同意」とか「十分に説明されたうえでの同意」と訳されたりした．しかし,それらの訳語は広まらなかった．四字熟語では「知情同意」や「知後同意」といった中国語もあるが,硬い印象があって日本語には入れにくい．結局,"インフォームド・コンセント"とカタカナ書き表記が最も一般的となっている．

　本章では,インフォームド・コンセントについて,その理念から臨床に必要とする原則などを示す．インフォームド・コンセントの総論に相当するが,それぞれの原則に関連する事例を示し解説を加えることによって,理解が深まるようにしている．

# I 人間の尊厳と基本的自由がインフォームド・コンセントの基盤

## インフォームド・コンセントとは人権概念である

インフォームド・コンセントの背景には，個人の人格は尊重されるという人間の尊厳と基本的自由がある．すなわち，インフォームド・コンセントは人権の理念に基づく．医療においては「自分の健康や命に関することは自分で決める」ので，他人に害を及ぼさない限り，患者自身の意思に関して外部からの介入は要さない．

こういったことはプライバシーの概念にも通じ，自律や人権（患者の権利）がインフォームド・コンセントの理念の背景にあり，導き出されるのが自己決定の原則である．ただし，医療の専門家である医師と医学に素人の患者の間には厳然として知識の格差がある．そこで，説明は一度と限らず，必要あれば何度でも患者が納得するまで行う．患者は，医師が提案した医療に納得して同意することが前提である．

## 医師法や医療法に規定された責務は遵守しなければならない

インフォームド・コンセントとは，病気になって患者という立場になったといえども，人間扱いされなければならないという当たり前のことを表している．適切なインフォームド・コンセントのもとでないと，患者は何のためかわからない医療を受けさせられ，その多くは患者に有害な結果となる．**事例1**はそういった例で，肝腎の患者が置き去りにされてしまった．こういった患者を人として尊重しない医療は，人間の尊厳と基本的自由という医療の根幹にかかわる問題をはらみ，かつ医師法や医療法に規定された医師の責務への重大な侵犯である．

### 事例1 患者を置き去りにした医療

61歳の男性，主訴は背部痛と全身倦怠感．画像検査で直径18 mmの左副腎部腫瘤が見つかり，MIBGシンチグラムとあわせて褐色細胞腫と診断された．生化学検査では尿中ノルアドレナリンがわずかに上昇していた．褐色細胞腫による症状は自覚的にも他覚的にもなかった．患者は開腹手術か腹腔鏡下手術か二者択一を迫られ後者を選んだ．摘出された左副腎の病理所見に異常はなく，後日の画像検査で元あった腫瘤は残っていた．その後，異所性褐色細胞腫として経過観察されている[1]．

#### 解説

かつて偶発腫瘍といえば，剖検時に見つかる前立腺がんが代表であった．それが，画像診断の発達で，他臓器にも見つかるようになった．それらは経過観察が最善の選択肢であることが多く，小さい無症候性褐色細胞腫も各種診療指針は経過観察を指示している．したがって，本事例はインフォームド・コンセントに要求される最も重要な選択肢を示さずに手術したインフォームド・コンセント違反がある．一方，仮に腹腔鏡下手術が成功しても，とる必要のない腫瘍をとっただけで患者に益はない．しかし，手術が成功していたなら，患者は問題に気づけなかった．結局，患者も人間であることへの配慮より，偶発腫瘍と腹腔鏡下手術という医師にとって魅力ある事柄が優先されたのであろう．

> **Column** 医療従事者の責務を定めた法律
>
> **医師法第 1 条**
> 　医師は，医療及び保健指導を掌ることによつて公衆衛生の向上及び増進に寄与し，もつて国民の健康な生活を確保するものとする．
>
> **医療法第一条の二**
> 　医療は，生命の尊重と個人の尊厳の保持を旨とし，医師，歯科医師，薬剤師，看護師その他の医療の担い手と医療を受ける者との信頼関係に基づき，及び医療を受ける者の心身の状況に応じて行われるとともに，その内容は，単に治療のみならず，疾病の予防のための措置及びリハビリテーションを含む良質かつ適切なものでなければならない．

 インフォームド・コンセントは医療における危機管理の基礎である

　また，インフォームド・コンセントは，単なる患者と医師の態度や行動　あるいは権利/義務関係を示すのみではない．表1に示されるように，適切にインフォームド・コンセントを運用することによって，望ましい患者・医師関係をかたちづくることができる．すなわち，臨床での権利／義務関係を明確にして患者・医師関係を円滑にするインフォームド・コンセントは，医師側にも患者側にも必要とされる最重要課題である．そして，インフォームド・コンセントは，診療の流れにおいて患者の責任と医師の責任を明確に分かれさせるので，医療における危機管理の基礎を成す理念ともなる．

 インフォームド・コンセントはやさしい行為の積み重ね

　自律や患者の権利，自己決定，患者や医師の責任，危機管理などというと，インフォームド・コンセントがとてもむずかしい概念のように思われるかもしれない．確かに，かかわりのある手順が多く，むずかしく思えるだろう．ここで，臨床における具体的過程を示すとわかりやすいと思うので，それを図1に示す．

　ご覧のとおり，個々の段階において特にむずかしいと思われるところになく，誰にでも実践は可能であろう．しかし，ことが簡単であればあるほど，簡単なことが通用しない状況の問題点ははっきりしなくなる．したがって，それらの問題の改善には多大な努力を要するのが常である．インフォームド・コンセントが適切に運用されない実情もそれにあてはまる．

**表1** インフォームド・コンセントの在り方

> インフォームド・コンセントには相互信頼に基づく医師と患者の関係が大切であり，そのためには患者の自己決定権，すなわち自律が尊重されなければならない．患者は自分の方針について自己決定できるように十分な情報を理解できるように知らされる必要がある

イギリス総医療評議会がインフォームド・コンセントの在り方をわかりやすくまとめた．

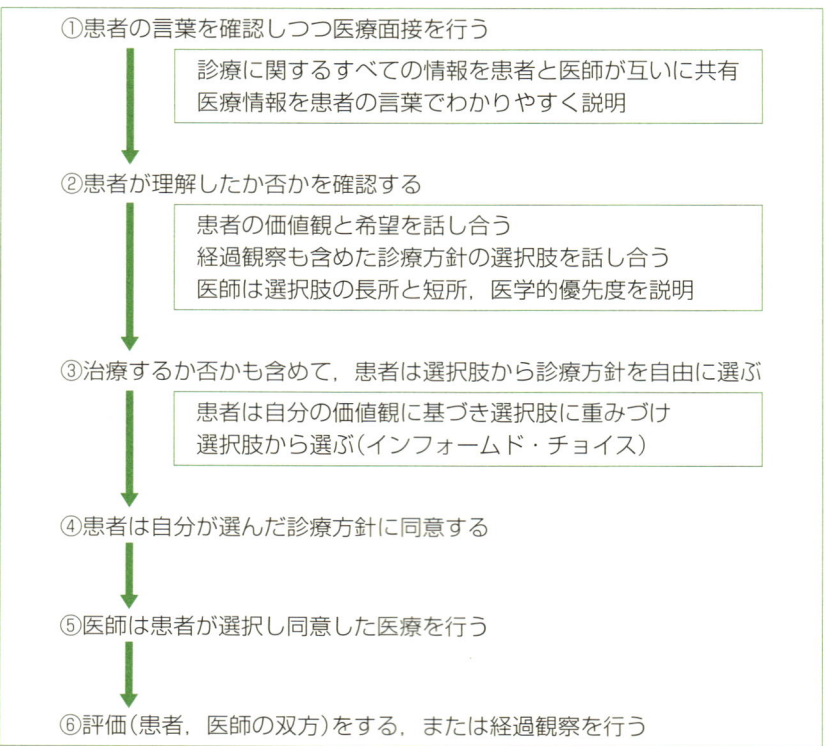

**図1** 臨床におけるインフォームド・コンセントの流れ
これらの過程において，主たる従事者は①②⑥が患者と医師，③と④が患者，⑤が医師であり，それぞれの過程に責任がある．

**事例2** **自律と自己決定の重みを否定した判決**

患者は53歳，乳がん女性．乳房切除は大過なく終了したが，「医師は乳房温存療法等の治療方法について十分な説明を行わず，患者が自らの意思で治療方法を決定する機会を奪った」などと提訴した．医師は「乳房切除術の必要性を浸潤程度，病理所見等から十分に説明して，その中で乳房温存療法は適応外であり乳房切除術を要するとの説明をしており，説明義務違反にあたらない」，つまり「乳房温存療法が適応外であることを説明することは，温存療法の適応を説明していることにほかならない」と反論した．合理的には医師の反論どおりで，一審は医師側が勝訴した．しかし，その後，2005年に二審で患者側が逆転勝訴し確定した[2]．

**解説**

争点は複数あったが，高裁判決は「医師側の判断自体は不適切であったとはいえない」と明記した．それにもかかわらず，「聞きたいことがあってもそのときは黙っていて」かつ「（医師からの提案に）要らない」と答えておいて，終わってから「聞きたいことがあったのにそれを医師が聞かなかった」，そして「要らないと言ったけど，本当は要った」という患者側の主張が認容された．換言すると，「患者の"はい"は本当は"いいえ"なのに，医師が額面どおりに"はい"と解釈したのは過誤である」と決定したことになる．つまり，「自分の言葉に責任をもつ必要はない」とし，患者の自律と自己決定を否定している．

## Ⅱ 患者の自律と自己決定

### 1 自律の考え方

　インフォームド・コンセントの背景にある自律とは，文字どおり「みずからを律する」ことである．つまり，みずからの価値観に基づく規範や基準をもって理性的に行動できる資質を表す．換言すれば，欲望などに流されることなく，みずからの意志で道徳的・倫理的に行動できる人を自律的な人という．

　『ユネスコ生命倫理学必修』は生命倫理の考え方の基盤として，人間の尊厳と基本的自由，自律の理念をうたっている[3]．図2に示すように，人間の尊厳と基本的自由，自律，人権は有機的につながっている．自律的で人権があるから自己決定できて，自由で自律的であるため責任も生じ，自由と人権には博愛精神（他者への心遣い）が求められる．

▶▶ ☑ **自律は日本文化にないので理解することがむずかしい**

　ただ，日本には「自律」という文化がない．そのため，インフォームド・コンセントの基準に従って，十分な説明を行い，理解を得て，患者の自己決定のもとに行った医療に対して，後になって「本当は納得していなかった」という訴えが裁判で認められてしまうという状況も生じる（**事例2**）．裁判官が「患者の言葉を重視してはならない．医師は患者の自己決定を尊重するな」としたことは，自律という文化のない日本文化に従った順当な判断ともいえる．しかし，自律と自己決定を否定することは医療倫理に反するので，医師はこの判決を重視してはならない．

　いずれにしても，いまだに日本は自律を否定したり必要としないかのごとき社会情勢にある．そのうえ「他人任せ」で，待っていれば何でも提供される傾向に，ますます強まっている．他方，医療という患者の心身への侵襲行為に臨んで，患者は自分の命にかかわることなので，医療方針は自分で決めることを願うようになった．つまり，医療の現場では他人任せでは済まない状況になっている．

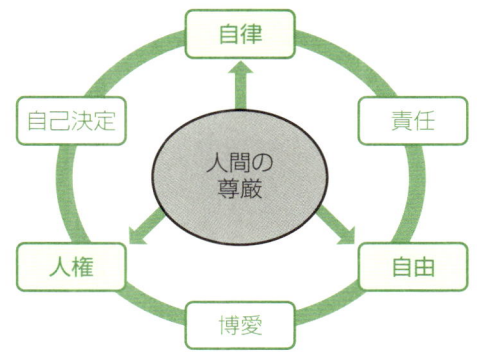

**図2** 人間の尊厳と自由，自律，人権
人間の尊厳から派生する自由や自律，人権は有機的につながっている．自律的で人権があるから自己決定できて，自由で自律的であるため責任も生じ，自由と人権には博愛精神（他者への心遣い）が求められる．

一般社会の風潮とは矛盾するが，医療の現場では今や患者は自律を発揮すること，医師は自律を尊重することが求められる情勢になっている．しかし，自律を否定する日本文化は強固で，医療においてもそれは同様である．たとえば，患者の権利と安全の促進，医療の質向上などに尽力されていた弁護士の池永　満氏が2010年12月に心筋梗塞にかかった．地域の基幹病院で冠動脈ステント留置術を受けたときのことであるが，術前の同意書に本人の同意ではなく家族の同意を求められたという．本人は意識も清明で判断能力は十分すぎるほどある．本人の自分が同意するという申し出を看護師は断固として拒否し，あくまで患者以外の同意を求めた．結局，家族は間に合わなかったので，秘書の署名で手術に入ったという[1]．信じがたいことであるが，これも日本医療の現実であろう．

自律という文化がなかった社会においては，自律概念に基づくインフォームド・コンセントが患者側にも医療者側にも適切に理解されにくい．ひいては，医療者側が患者や家族の要望に十分に応えられないことになり，医療の昏迷の要因の一つになっている．そこで，医療における自律やインフォームド・コンセントについて理解を深めることが大切である．

> **Column　自律と自立**
>
> 「みずからを律する」のが自律で，道徳や倫理などの形而上学的背景に裏打ちされた行動をするという概念である．他方，自立に道徳や倫理などは必ずしも要求されない．たとえば，自分の行為に責任をもつ資質は「自律」であり，日常生活動作には「自立」が用いられる．

 日本人にも自律を発揮する資質が十分にある

患者の自律は新しい概念と思われるかもしれない．しかし，その理念は古代ギリシアの哲学者プラトン（427～347B.C.）の思想に現れ，「患者とその友人と対話して情報を集め，可能な限りの方策を講じよ．対話のみが重要ではない．それにより理解を得る患者は，みずからの病気の原因や予防法を知り，みずから正確な診断に至り，自ら必要なことを納得して行うようになる」と，自律的な患者は自立できることを示している．なお，父権主義的（パターナリズム）医療を勧めたヒポクラテス（460～370B.C.頃）も同時代の医師である．

プラトンも指摘したとおり，人間には自分を律する力がある．日本には自律という文化がないが，それは過去の文化社会教育のゆえである．**事例3**が示すように，日本人も自律の資質を完全に有しており，インフォームド・コンセントの理念にがん患者といえども対応できる．がん告知が話題になったとき，多くの有識者は日本人には向かないと，告知に反対した．彼らが誤っていたことは，今や明らかになっている．

実際，がんを含むいくつかの事例を呈示して，患者が医療方針決定にどの程度の関与を望むかについて調べた結果では，多くがきちんと情報提供されて方針決定に参画することを望み，そうすることによって患者の満足度も高まっていた[4]．

もしも日本人に自律や自己決定を求めるのは無理だという人がまだいれば，その人自身が患者の自律と自己決定を妨げている元凶である．

**事例 3** **がん患者も自律を発揮する**

　2人の子をもつ卵巣がんの52歳女性が"卵巣嚢腫"と説明されて手術を受けた．腫瘍はきれいに取り除いたと説明されたが，腹水がたまりはじめ，腸閉塞も合併した．がん性腹膜炎であったが，"癒着"のためとされた．治癒を図っても，徐々に悪化していった．その頃，筆者が主治医となった．それまでの経緯をまとめて説明するなかで，事実をありのままに伝え，「前医も子どもさんもあなたを思うあまり，事実を告げられなかった」と説明した．患者は，「わかりました．多分，そんなことだろうと思っていました．周りがだましていたのは，私を思ってくれていたからでしょう．伝えてくれて，ありがとう」といった．

解説

　筆者は1990年頃から，がん患者にもありのままを伝えてきた．当時，紹介されてきたがん患者のすべてが前医で告知されていなかった．告知の際には，前医も家族も患者のことを思って事実を告げられなかったと患者に伝えた．すべてのがん患者は，そのことを理解し，彼らとの関係が悪くなることはなかった．そして，すべての患者が状況を理解して，医療方針に関する選択肢の中から自己決定して，筆者らが提供する医療に臨んでいた．日本人も機会さえ与えられれば，自律的に自己決定できることが明らかである．

▶▶ 🚫 **自律は責任を伴う**

　『ユネスコ生命倫理学必修』では，医療においては，「責任を伴わない自律は存在しないし，責任を超えた自律は身勝手なものになり，責任を超えた自律とは自分以外の他人の利益を考慮していない決定を意味する」と明快である[3)]．そして，「自律尊重の原則は患者の自己決定権の根底をなしている．患者の最終的な決定の条件として，自律は単に権利であるだけではなく，責任でもある．患者は責任ある決定を行うために自律的なのである」とする．そして，「個人が真に自律的であり，あらゆるものから自由に決定を行っていたのなら，自己決定の結果に責任を負わなければならない」という．つまり，保健医療における患者の自律と責任には，「自由になされた決定の結果に対する責任」と「他者の自律を侵害しない責任」がある．

> **Column** 診療開始を決めたのは医師であった
>
> 　西洋医学の源は，古代ギリシアにまで遡る．当時のアスクレピオス医療は，治る病気のみを扱い，診療するか否かを決めたのは医師であった．その「医師が診療開始を決める」方式は今もアメリカに生きており，診療するか否かの権利は医師が有している（救急医療は別で患者に受診の権利がある）．また，西洋の医師が看取らないのも古代ギリシアに源があると考えられる．

## 2｜自己決定への歩み

　インフォームド・コンセントのもとでは，患者が同意してはじめて侵襲的医療行為がはじまる．インフォームド・コンセントの理念が導入されるまでは，診療を開始するか否かに同意するのは医師であり，医療行為の内容を決めていたのは医師であった．

### ▶▶ ☑ 侵襲行為には患者の同意が要る

ただし，侵襲行為（医療）を受けることに関する患者の同意の歴史は古く，14 世紀の欧州，17 世紀の中東にまで遡ることができる．華岡青洲（1760〜1835 年）は，乳がん手術にあたって同意書を患者と患者の家族から得ていた．当時の同意は，医師からの病状説明はなく，医師が診療の免責を求めるための「侵襲行為を受けることへの同意」であった[5]．

説明が問題になったのは近世になってからである．たとえば，アメリカのモーア事例（1905 年）では医師が独断で手術をして悪化させ，シュレンドルフ裁判（1914 年）では善意から患者に "益" になる手術を患者があらかじめ承諾していた範囲を超えて医師が行い責任を問われている．日本にも 1930 年に，医師が患者に説明した内容とは異なる手術を行ったことに対して慰謝料が認容された判決がある[5]．

これらの段階を経て，十分な説明を行い，患者がそれを理解したうえで選択肢から方針を選択して同意するというインフォームド・コンセント方式が成立した．受診も含めた同意に関しては，何千年と続いてきた「医療方針は同意も含めて医師が決める」から「患者が決めて，同意する」への大転換である．また，アメリカで最初にインフォームド・コンセント原理が確立されたのも，診療開始に同意するのは医師というある種のねじれ現象があって，そのなかで患者の権利主張が高まったためもあったと思われる．

### ▶▶ ☑ 自己決定の目的は，医療方針決定のほかにもある

『ユネスコ生命倫理学必修』は，インフォームド・コンセントにおける自己決定の目的は，「患者の自律を主張すること，人間としての患者の地位を保護すること，強要と欺瞞を防ぐこと，医師の自己反省を促すこと，患者の合理的な意思決定過程を支援すること，公共全体の教育を行うこと，といった目標を達成することである」としている[3]．

> **Column　インフォームド・チョイスとは**
>
> 医療方針に複数の選択肢があるとき，そのなかから特定の方針を選択することをいう．自己決定の決定的場面なので，「インフォームド・コンセントよりインフォームド・チョイスのほうが重要」と誤って解釈する人がいる．しかし，患者の自律と自己決定を「選択」の一過程に矮小化してはならない．インフォームド・チョイスも新しい概念ではなく，すでにフランスの僧医サミュエル・ド・ソルビエール（1615〜1670 年）が 1672 年に発行した『診療にあたり診療法を尊重する若い医師への助言』において提唱している．

## Ⅲ 自律は "毒薬" か：二種類の自律

自律が認められたかにみえても，なお別の課題が生じている．「自己決定せよと患者を放り出す医療が蔓延している」という興味ある論文が *Lancet* に掲載された[6]．論文題名は，「"毒薬"：行き過ぎた患者の選択？」である．

### ▶▶ 🚫 アメリカ発の硬直した自律の考え方は望ましくない

そこには，「患者や家族は医師に複数の選択肢を示され，自己決定なので自分で選べと強いられる」，また「患者には自己決定権があるのだから，医師は特定の方法を奨めてはなら

### 表2 二種類の自律

| 患者支援型自律 | 患者も医療従事者も「患者の自己決定を支援する」という視点から肯定的・発展的に自律をとらえる． |
|---|---|
| 原理主義的自律 | 自律を原理主義的に硬直してとらえ，「自己決定なのだから患者独りで決め，医師はかかわらない」という視点でとらえる． |

ない」という欧州の医療の姿が描かれている．

それらの状況は，筆者が前著[5]も含めて以前から繰り返し紹介してきた日本の状況にうり二つである．すなわち，患者や家族の集まりに参加すると，「"治療法にA，B，Cの三通りある．自己決定なので，自分で選びなさい"と医者から強いられて どうしたらよいのかわからない」という相談をよく受ける．また，患者は「抗がん剤Aと抗がん剤A＋Bの併用療法のどちらかを選びなさい」と迫られたりする．

患者は，詳しい説明を受けてもなかなか決められないのに，「決めろ」と放り出されてしまうことがある．一方で，臨床研修医は指導医から，「君がいいと思う方法があっても，それを患者に奨めてはならない．患者には自己決定権があるのだから，君が特定の方法を奨めるのは，自己決定のルールに反する．選択肢を示すだけにしなければならない」と言い渡されている．患者を放り出す医療には，患者も医師も困っている．医療に患者と医療従事者の協同作業であることを忘れてはならない．

ここで表2のように，自律には「患者支援型自律」と「原理主義的自律」の二種類あると考えると，その状況が理解しやすい．自律の一つは，患者も医療従事者も「患者の自己決定を支援する」という視点から肯定的・発展的に自律をとらえる（患者支援型自律）．もう一つは，自律を原理主義的に硬直してとらえ，「自己決定なのだから患者独りで決め，医師はかかわらない」という視点でとらえる（原理主義的自律）．

アメリカでの調査結果は，患者と医師の多くは前者が望ましいと考えていることを示す．しかし，アメリカの生命倫理学者には「原理主義的自律」を主張する人が多い．「医師の嗜好によって患者の意思が左右されてはならない」というのはよく理解できるが，行き過ぎると患者を放り出すことになってしまう．

 **医療は患者と医療従事者の協同作業であることを忘れてはならない**

患者支援型自律は"当たり前"で注目されず，論文としても採用されない．それに対して，後者の原理主義的自律は華々しいので注目を浴び，論文として採用される．アメリカの実情を知らないと，「アメリカは原理主義的自律が主流」と誤解してしまう．これが，出版バイアスである．その結果，「"毒薬"：行き過ぎた患者の選択？」に結びつき，患者を放り出すような医療が世界に広まったと考えられる．

原理主義的自律の信奉者は患者の自律規範に反するとして，医療は患者と医師の協同作業であることも不適切と主張する．その主張は"強者の論理"で，自律を発揮する強い患者には可能であろう．しかし，臨床は強い患者ばかりでない．むしろ，その道の専門家であっても患者になると弱いものであり，世界の第一人者の医師であっても病気になると弱者に一変することを**事例4**が示している．この件に関して日本人を対象とした調査はない．

しかし，筆者の40年近い臨床経験は，日米の患者に違いはないことを示唆している．したがって，筆者は患者も医師も自律を肯定的・発展的にみる「患者支援型自律」を推奨する．

**事例4　インゲルフィンガー物語**

　　消化器病医で食道がんの専門家，フランツ・インゲルフィンガーが食道がんにかかった．型のごとく慣例どおりの手術を受け，その後の治療を選ぶ段になり，多くの友人から「この方法が最善」との助言を得た．彼自身も専門家で，文献からあらゆる情報を得るよう努力した．しかし，複数の矛盾する"最善"もあり，あふれる情報のなか，彼は混乱し情緒不安定となり，自己決定できなくなった．そのとき，彼の友人に「あなたに必要なのはお医者さんだ．手に入れた情報は忘れ，"こうしなさい"といってくれる医師を求めなさい」といわれ，彼はそうして非常に安堵したという．

**解説**

　　彼は，その経験から医療には権威主義，パターナリズム，支配関係が必要だとした．1970年代後半のことであった．当時は，患者が不安に陥ることなどへの配慮はなされなかった．振り返れば，彼にはカウンセリングが必要で，ともに不安を受け止める支援者がいたなら，彼は自分で自身の考えを整理することができたであろう．患者が真に自己決定するには患者支援型自律を理解する支援者の存在が望ましいことがわかる．

## Ⅳ　患者の権利と医師の義務

### 1│患者の権利

　インフォームド・コンセントの理念の背景の一つに患者の権利がある．ジョージ・J・アナス氏は患者の権利について，「患者は病気になったからといって，あるいは治療施設や医師・患者関係に入ったからといって，自動的に喪失することのない権利を有する」という[7]．そして，「多くの医師や医療施設は，これらの権利の存在を理解せず，権利を保つこと，保護すること，促進することをせず，患者からの有効な依頼なしに権利行使を制限する」と警鐘を鳴らし，「権利と患者の個性が尊重される医師・患者の協力は，患者と医師両者にとって医療上の意思決定を行うための最も有益なかたちである」と患者の権利尊重の意義を述べている．

### ▶▶ ☑ 国際標準の患者の権利を理解する

　患者の権利は，世界医師会の「リスボン宣言」にまとめられる（表3）．患者の権利に対応して，医師の義務がある．たとえば，「良質の医療を受ける患者の権利」には，「良質の医療を提供する医師の義務」が対応する．インフォームド・コンセントにつながるのは，「選択の自由の権利」と「自己決定の権利」および「情報を得る権利」である．「意識のない患者の扱い」と「法的無能力者の扱い」，「患者の意思に反する処置」は，インフォームド・コンセントの例外に該当するので，具体例のなかで述べる．

　「秘密保持を得る権利」は，通常は厳しく尊重される．ただし，例外も結構あって，微妙な点で議論になったりする．「健康教育を受ける権利」「尊厳を得る権利」「宗教的支援を受

### 表3 患者の権利（リスボン宣言）

1. 良質の医療を受ける権利
2. 選択の自由の権利
3. 自己決定の権利
4. 意識のない患者の扱い
5. 法的無能力者の扱い
6. 患者の意思に反する処置
7. 情報を得る権利
8. 秘密保持を得る権利
9. 健康教育を受ける権利
10. 尊厳を得る権利
11. 宗教的支援を受ける権利

リスボンで開催された1981年の第34回世界医師会において採択された.

ける権利」は，医療界が対応を求められる課題である．

　患者の権利については，具体例をあげたほうがわかりやすいと思う．そこで，代表的課題について，**事例5〜7**として紹介するので参考にしてほしい．

### 事例5　患者の秘密保持

　報道によると，ある病院の看護師が入院しているユーイング肉腫の女子の病状を夫に洩らし，夫は仕事先の女子の母親に「娘さん，あと半年の命なんやろ」といったという．女子は2008年，19歳で亡くなった．家族は看護師の使用者である病院を訴えた．高裁で家族側の逆転勝訴となり，病院は慰謝料支払いを命じられた[8]．

#### 解説

　看護師にも守秘義務があるので，患者情報は配偶者相手といえども洩らしてはならない．この事例では，病院は個人情報の管理規程を作り，看護師に守秘義務に従うよう誓約書を提出させていた．判決は使用者責任の観点から受け入れなければならないが，患者の個人情報を洩らした看護師の個人的責任も問わなければならない．なお，シャーロック・ホームズは「男は他人の秘密を必ず妻に洩らす」といっている．

### 事例6　命にかかわる情報の扱い（カリフォルニア州のタラソフ事件）

　通院中の男性が以前の交際相手を殺すと精神科医に打ち明けた．精神科医は，この患者に対して手立てを講じたが，相手女性には警告しなかった．結局，女性は殺され，精神科医は家族から訴えられた．州最高裁は，「医師は患者の危険を回避するには警告が欠かせないと決定，あるいは決定すべきであったなら，その警告を与える法的義務を負う」と判決した．つまり，命にかかわる場合は，守秘義務より命の保護が優先されると判断した．

#### 解説

　この裁判は示談に終わった．しかし，守秘義務より命が優先されるという判決に，「通報されることを恐れて患者は来なくなる」と精神科医は猛烈に反発した．また，予防的拘禁の推進につながるとも懸念された．しかし，医師は一患者だけでなく社会に対しても責務を負う．したがって，生死にかかわる状況においては，命を守るためにほかの選択肢がない場合，守秘義

### 事例 7　患者の秘密保持の例外

救急外来に 2 歳女児が外傷で搬送されてきた．付き添いの母親に原因を尋ねたところ，階段で転倒したという．身体診察では，体幹と四肢に新旧のあざがあった．母親は，転びやすい子なので，何度も転倒したという．母親に傷は転んでできるような場所ではないといったところ，いいよどんでしまった．

#### 解説

こういったときは，虐待の確定診断を得るよう試みてはいけない．児童虐待防止法は以前よりあったが，定められた通報を専門職が怠っていたため機能しなかった．マスコミで大きく報道されてから，また「児童虐待の防止等に関する法律」や「高齢者虐待の防止，高齢者の養護者に対する支援等に関する法律」，「障害者虐待の防止，障害者の養護者に対する支援等に関する法律」といった法整備もあって，ようやく通報される状況になっている．刑務所や施設における診療の場合も同じである．虐待は，それが疑われた時点で直ちに該当部署に報告しなければならない．虐待が確認されてからなどと考えてはならない．

### ▶▶ 🚫 患者に治る権利や延命措置を求める権利，生命を保持される権利はない

なお，日本では，よく患者に「延命措置を求める権利」や「生命を保持される権利」があると主張される．しかし，リスボン宣言および各種団体の倫理指針をみても，「患者に延命措置を求める権利」も「生命を保持される権利」も記載はない．「治る権利」も含めて，それらの権利が歴史上においても主張されたことはない．治癒にしても生命保持にしても，それらはあくまで結果であり，権利として求められる対象ではない．この点，日本では，かなり誤解されている（**事例 8**）．医師に求められるのは，「良質の医療提供」である．EBM（evidence-based medicine，根拠に基づく医療）の適用によって，何が良質の医療かがわかりやすくなってきたのは現代医療の成果といえる．

### 事例 8　死に逝く患者に延命措置をしてはならない

ある基幹病院において，末期がん患者が心肺停止に陥った．予想されており，医師は死亡を宣告した．しかし，その場に居合わせた看護師は，心肺蘇生術を施行することを強く主張した．医師はその適応にないとして施行しなかった．看護師は，「命を粗末にする医師と一緒に仕事はできない」と医療チームに訴え出た．

#### 解説

生命尊重に異論はないが，それが行き過ぎて「あらゆる犠牲を払っても，一秒でも命を永らえさせるのが善」と信じる人は多い．アメリカには宗教に基づく生命至上主義者がいるが，日本人では単に「命は大切」と刷り込まれているための可能性が高い．いずれにしても，蘇生術は回復する可能性を求めて行う医療である．適応のない末期がん患者への蘇生術は，良質の医療提供という医師の義務に反するので，行ってはならない．このことは，患者の権利や自律，自己決定の権利とは無関係である[7]．

> **Column　生命至上主義**
>
> 　1秒でも長生きさせるのが善という考え方．そのため，有効か無効かにかかわらず，あらゆる生命延長策を家族や医療従事者に強いる．中絶反対を主張する生命至上主義者は，嘘でも殺人でもあらゆる方策を講じて中絶を阻止しようとする．そのために，彼らは中絶医を殺したり関連施設を爆破したりして，中絶の妨害を続ける．

> **Column　日本は名だたる人権後進国**
>
> 　2013年5月の国連拷問禁止委員会における日本のU人権人道大使の言動が話題になっている．U氏が「日本は人道先進国」と話したときに，会場に失笑が漏れた．それに対して，彼は居並ぶ委員に「笑うな．シャラップ！」と叫んだ（シャラップは見下したいい方）．国連拷問禁止委員会は幾度となく日本の各種人権問題に警鐘を鳴らしてきた．たとえば，自白偏重と代用監獄制は冤罪の温床と毎年のように，また2013年の委員会では（元）慰安婦問題も取り上げられた．ほかの国際機関からも人権問題に是正勧告が出されてきたが，日本は有効な対策をとらないできた．医療も例外でなく，リスボン宣言に日本医師会は賛同しなかった．日本社会は法曹界も含めて人権に鈍感である．

▶▶ ☑ **患者の権利法を制定する必要がある**

　欧米には，これら患者の権利を定めた明文法を有する国が多い．日本では，医師法に医師の義務が示してあるが，おもに行政上の義務である．医療の内容に関する規定は医療法にあるが，全体からみれば不十分である．特に，日本の裁判官は明文法に記載がないと，不合理な判定を躊躇しない傾向にある．そのため，患者側から国際標準に基づく「患者の権利法」の制定を求める運動がある[1]．

　患者の権利に関する患者側の主張は，日本では1980年代から広がりはじめた．1990年代には「患者の権利法」制定の運動に発展して，インフォームド・コンセント理念の普及やカルテ開示の制度化，医療安全への取り組み強化などの成果を生み出してきた．しかし，救急医療などの体制の整備を要する課題は解決できないままで，むしろ医療費抑制政策の下，問題は大きくなりつつある．

　そこで，医療の基本理念を明確にして，医療と医療政策の改善を図ろうという趣旨から「医療基本法」制定の動きとなっている．たとえば，2012年3月に出された日本医師会の「"医療基本法"の制定に向けた具体的提言」には，患者などの「自己決定の権利」や「診療情報の提供を受ける権利」が明記されている[9]．細部については患者側と医師側に温度差があるが，「患者の権利法」あるいは「医療基本法」制定の意義は大きいと思われる．

## 2 患者が責任をもつ範囲と医師が責任をもつ範囲

　医療とは患者と医療従事者の協同作業である．そして，医療従事者は医療の専門家で，患者は自身の選好，信念，価値観の専門家である．あらためて，図1（p.4）をみてほしい．患者の診療方針から自己決定までの説明などは医師が主導する項目とはいえ，患者が理解し確認してはじめて診療過程が進行する．そして，患者が責任をもつ範囲の最終段階の同意に至る．患者が同意した後の医療行為は医師の独占的な専業であり，「医療行為は医師のみが行える権利」となる．

まとめると，診療方針の決定までが患者の権利であり，医療業務は医師の権利となる．後者が医師法に規定された「医師の業務独占」である．医師の業務独占には，「選択した医療行為は専門家である医師にゆだねる」という診療契約の存在を示している．診療契約はハムラビ法典に明記されており，いにしえより存在していた．ただし，患者が責任をもつ範囲と医師の業務独占（医師が責任をもつ範囲）が整理されたのは，図1からわかるようにインフォームド・コンセントの理念が導入されてからである．

業務独占資格があるということは，医療行為の責任は全面的に医師に存在することになる．「医療行為の責任は全面的に医師にある」というと，多くの医師は「それではたまらない」と拒否反応を示す．しかし，それは医師側の誤解である．「（患者の）自由になされた決定の結果に対する責任」にある結果とは，多くの場合は"医療の成功という果実"である．つまり，多くの場合の結果とは医療の成功なので，患者は「自由になされた決定の結果に対する責任」を負っても問題とは思わない．

他方，**事例9**のように，治療の結果が悪かった場合は患者側として問題視したいであろう．しかし，医師は良質の医療を提供していたなら，医師の義務を果たしている．（医師の）義務を超えた責任は問われないので，良質の医療を提供した医師の責任を問うことはできない．つまり，結果がよい場合も結果が悪い場合も，「自由になされた決定の結果に対する責任」は患者が負うことになる．この論理ゆえに，「医師の業務独占」すなわち「医療行為の責任は全面的に医師にある」が成立する．無論，医療行為に過誤がある場合は別であり，医療訴訟では過誤の有無が争点になる．

日本では，患者の権利と責任といった概念が育っていないし，患者が責任をもつ範囲と医師が責任をもつ範囲もあまり理解されていない．結果をみてから責任を追求する風潮も強い．結局，患者の権利があいまいなため，医療者による患者の権利の侵害が日常的で，他方，患者や家族は理不尽な要求を医療者にしてしまう．患者の家族が医師に対して無茶な要求をした**事例10**はその典型例である．医療の提供側・受給側の双方ともに自分たちが責任をもつ範囲に理解を深めれば，両者の間の誤解の多くは解消されると思う．

### 事例9　業務上過失致死罪に問われた医師が無罪になった例

2004年に帝王切開後，産婦が死亡した福島県立大野病院事件である．病院事故調査報告書は，「癒着胎盤の無理な剥離」「対応する医師の不足」「輸血対応の遅れ」を要因にあげ，「手術途中で，待機している家族に対し説明をすべきであり，家族に対する配慮が欠けていた」と判断し，今後の対策に「十分な術前診断」「高リスク症例の手術には複数の産婦人科医が必要」「チーム医療を活用すべき」をあげた．この事故調査報告書を根拠に，執刀医が業務上過失致死と医師法21条違反容疑で2006年に逮捕・起訴された．

#### 解説

2008年，福島地裁は「癒着胎盤には直ちに子宮摘出」とする検察主張は標準的でなく過失にあたらないとして退けた．医師法違反には「患者が診療中の疾病によって死亡した場合は異状の要件を欠く」として無罪とし，確定した．いずれも，結果論ではなく動機を重視する義務論で成り立つ現代文明（法理論を含む）に照らして当然で，医療倫理にかなう合理的な判断である．こういった国際標準に則った判決は少ないのが現実であるが，普遍化されることを願いたい．

### 事例 10　無茶な要求に応える必要はない

ある総合病院において患者が死亡したとき，主治医は別件で臨終に立ち会えなかった．遅れて到着した医師に，患者の家族が「けしからん．土下座しろ」と要求した．

#### 解説

ほかにも同じことをいわれた医師がいるので，類することは結構発生するようである．医師が臨終の場にいなければならない規則はないので，このような要求に応える必要はまったくない．こういった人は通常はひとしきり騒ぎ立てれば落ち着くので，医師は「私も残念です」といった共感の姿勢を示して家族ケアの視点から対応する．それで不可能なときは拒絶して差し支えない．ほかにも様々な無茶な要求をされることが多くなった．そういったとき，病院・施設側は萎縮して，担当した職員を犠牲にする傾向があるのが実情である．反社会的な要求には，毅然として対応することが大切である．病院・施設管理者は，職員に犠牲を強いてはならない．

## 3 医業に付随する課題

また，患者の権利に付随して主張されることの多い「医師の裁量権」や「患者の知らされない権利」など医業特有の課題について述べる．

### ▶▶ ☑ 医師に裁量権などない

確かに，医療には医師の裁量に任されるところが多々ある．たとえば，抗菌薬の投与が必要になった場合，その長所や短所，抗菌薬の副作用などについて説明のうえ同意を得る．その先の具体的にどの銘柄品を使うかについて患者の同意は得ないことがほとんどである．これは，"どれを用いても同じである"ために，患者から黙示的同意を得ているとみなされるからである．施設によっては，包括的同意で対応されている場合もある．

また，訪れた患者の診療に関して，その人の身体と情報をみる行為についても，いちいち同意は得ない．脱衣診察には患者の了解を得るのが一般的であるが，それはエチケットとしての行為であり，診察自体に関しては黙示的同意ゆえにすでに同意は得ているとみなされる．

いずれにしても，医療行為は患者の委任あるいは委託を受けて行うのである．医師が裁量することも多いが，それは委託されているために医師が権利として裁量しているわけではない．

> **Column　黙示的同意**
>
> 明文法に規定されていないが，100%の人が同意しているとみなされる同意をいう．親密な男女間で胸を触れても痴漢とみなされない，また性交が強姦にならないのは黙示的同意があるからである．ただ，例外もあるし，男女間の力関係に左右されたりする．したがって，「妻は夫の求めを拒めない」（アフガニスタン），あるいは「拒否する妻に性交すると強姦」（フランス）と，その原則や例外を明文法に定める国もある．「拒否の意思表示がなければ家族の同意で臓器を提供できる」とする制度も，「提供者に黙示的同意ありとみなす」と規定するからである．

> **Column　包括的同意**
> 
> 　対象を特定せずに周知し同意を得る（得たことにする）手法で，施設の個人情報の扱いを公示することなどが該当する．臨床では，特定の医療行為をまとめて，一つの説明・同意文書ですませる手法があてはまる．後者の例に，医学生の臨床教育への協力依頼がある．患者が入院したとき，医学生も診ることの同意を得て，患者のプライバシーなどで問題が生じないようにする．無論，臨床教育現場では患者別に口頭同意を要するし，もし侵襲的な行為であれば文書同意を要する．

### ▶▶ ☑ 患者の同意を要しないのは，ごく例外的である

　同じく，患者に個人的な利益がある場合は黙示的同意があるとみなされる．アナス氏がその例として具体的にあげているのは，チーム外の医療従事者と相談するときである（無論，患者が特定できないようにして）．そして，家族への情報開示も概略なら本人の同意は不要としている．仮にそれを望まない家族がいるなら，患者は医師にあらかじめ伝えておかなければならないとする[7]．いかにも権利を大切にするアメリカらしい．日本であれば，「あの人にはいってほしくなかった」という"後出しじゃんけん"が通用してしまう可能性がある．

　日本においても，面会などを考えたとき，望まない人がいるなら，あらかじめそれを医師または病院に知らせておく必要がある．ただし，日本では法律観が異なるので，この場合は黙示的同意ではなく，推定同意とする考え方もある．いずれにしても，インフォームド・コンセントの例外にも相当する．推定同意と理解されているなら，仮に後に問題になったときには医師側に説明責任があり，大多数がその医師の説明に納得するといった状況が必要である．

### ▶▶ ☑ 患者に「知らされない権利」などない

　なお，知る権利について追記しなければならないことがある．がん告知が話題になったとき，告知反対者は「患者には知らされない権利がある」とした．今でもそれを主張する人はいるが，これは明確な誤りである．

　「患者に知らされない権利」があるなら，「医師に知らさない義務」が生じ，患者に説明してはならないことになる．つまり，言葉や対話は情報なので，医師は「患者から対象を限定して尋ねられた場合以外は，言葉を発してはいけない」ことになってしまう．これは極論であるが，「医師に知らさない義務」があっては医療が成り立たない．

　また，「悪い情報の場合，知らされない権利を認めないと，患者に負担が押しつけられてしまう」という意見もある．これも明確な誤りである．「知らせない＝悪い情報」となるので，知らせないことは悪い情報を伝えていることと同じである．結局，患者に知らされない権利があるという考えは論理的にも実践的にも誤っている．多分，背景に父権主義的思想があると思われる．いずれにしても，インフォームド・コンセントの理念とは相容れない．

### ▶▶ ☑ 「知る権利」は放棄できる

　ただ，遺伝性疾患で親族である患者が遺伝子検査をした場合，自分が関知しないところ

で，その親族の検査結果から自分の遺伝情報が明らかにされてしまうといった状況も生じうる．その状況は自分がはじめたことではないので，「知らされない権利」が課題として浮上する．そういった場合は，遺伝情報の意味について詳しく説明を受け，カウンセリングも経たうえで，遺伝情報を知るか知らないままでいるかを決めることが求められる．

ほかにも類似した状況があるかもしれない．そういった場合は，「知る権利は放棄できる」ので，知りたくないときは患者側から対象を限定して「それは聞きたくない」といえばよい．

> **Column　推定同意**
>
> 　同意することを求められたら，7割から8割以上の人は同意するであろうと推定される同意を推定同意という．昏睡患者への救命措置などは，この同意ありとして進められる．
> 　他方，意思決定代行者などが，本人の意思が明示的に表明されていないときに，患者が健康なときの価値観や思いに沿ってなされるような同意を仮定同意という．保護者が乳児などに代わって同意することも含まれる．「意思決定代行者の同意」としたほうが一般的でわかりやすいので，仮定同意という言葉はあまり用いられない．なお，日本にはこのような同意を「推定同意」と誤って認識している人が多い．

## V　治療拒否は「選択の自由」にすぎない

### 1　真に有用な医療は意外に少ない

　真に有用な医療，今日の EBM に応えられる医療はワクチン療法がはじめてで，1774年のジェスティの種痘であった．それまで，西洋医学に患者の利益になる医療行為は存在せず，逆に水銀剤投与や脱血などの患者を害する治療法しかなかった．

　20世紀後半においても，「11％は成功，9％は患者を害する，80％はどちらにも無関係」と，患者にとって真に有益な医療は少なかった．なお，誤解のないようにつけ加えるが，医療は医科学的側面のみではない．したがって，その「どちらにも無関係の80％」に癒しを提供できれば，医療は成功と判定してよいであろう．そうなると，「医療の90％は役立っている」と評価できよう．ただし，患者を害する治療を行わないことが前提である．

> **Column　ジェスティとジェンナー**
>
> 　牛痘を用いた種痘は，エドワード・ジェンナー（1749〜1823年）が1796年にはじめたとされる．しかし，1774年にはすでに農夫のベンジャミン・ジェスティ（1737〜1816年）が牛痘を実用化し，そのことは広く知られていた．農夫であったために，ジェスティの名は医学界に残らなかったのかもしれない．

▶▶🚫 患者を害する医療にあふれているのが現状である

　事例11は，不必要な大腸ポリペクトミーを受けて，患者が死亡した事例である．残念ながら，いまだに患者は医師が提案する医療を受けないほうが適切である場合が多いという

ことが現実である．いずれにしても，当然として行われる医療行為が，今日にあっても次々と不適切と判定されている．ほかにも，高血圧症，高脂血症，糖尿病などに対する医療のように，現行の医療は不適切で患者を害している例が多い（第4章Ⅰ「医療の幻想とインフォームド・コンセント（p.98）」参照）．

### 事例 11　受けないほうがよかった無用な医療

86歳男性で，大腸内視鏡的ポリープ切除術を受けた．その後，大腸に穿孔を起こし，経過が思わしくなく死亡した．家族から訴えられ，2千万円の賠償金で決着した．

**解説**

大腸ポリペクトミーは，大腸がんの予防のために行う．ポリープのがん化に要する期間は5年から数十年とされる．微小がんが臨床的がんに育つのに，さらに何年もかかる．要するに，86歳の大腸ポリープをとる意味はほとんどない．アメリカには「平均余命を過ぎたら，がん検診を受けるな」という指針さえある．真に意味のある医療でも，適応を限らなければならないのは当然である．医師は，技術に使役されてはならない．

## 2｜治療拒否は治療方針の選択の一つにすぎない

アナス氏は『患者の権利』のなかで，「治療拒否の権利」を強調している[7]．真に有用な医療行為は少ないという現実をみれば，医療提供者が推奨した医療を拒絶することは合理的であることが多い．それに治療拒否は自己決定あるいは選択の自由の一類型であり，インフォームド・コンセントの理念からみれば「治療を拒否する権利」は当たり前である．

 **経過観察が最善の選択肢であることが多い**

しかし，医療界には，あらためて「治療を拒否する権利」を主張しなければならない状況がある．つまり，「医療は何かしなければならない」といった医療への思い込み，そして「患者のために何かしてあげなければならない」といった父権主義的傾向がいまだ医療界では強い．それと同時に，患者側にも「医療は何かをしてくれるもの」と思っている人も多く，「（かぜ薬などの必要のない薬を）くれない」と怒る人も多い．医師が勧める医療行為を断るには，知識と信念が必要なのも事実である．

このように，治療方針の選択肢の一つにすぎないのにあらためて「治療拒否」として取り上げなければならないほど，「何かをするのが医療」という刷り込みが患者側にも医療従事者側にも一般的である．この問題は洋の東西を問わず，世界中に蔓延する医療に対する幻想の一つである．患者には，医師が提案した医療を受けなかったらどうなるのか，また医療を受けない場合はどう対応すればいいのかについて，必ず医師に尋ねることが求められる．

## 3｜必要とされる医療措置を拒否する

輸血を拒否する宗教があり，その信者はいかなる状況においても輸血を固く拒否する．彼らは，輸血拒否とそれによって生じるいかなる事態にも医師と病院の責任を問わないという証書を携行している．彼らは輸血を拒否するが，医療行為自体は拒否していない．したがって，輸血が必要な事態でも，無輸血手術を行う病院を探して，その施設に医療行為

を依頼している．

　日本には無輸血手術を行うとして同意を得ながら，約束を破って輸血して訴訟になった例がある．最高裁まで争われたが，結局，次のように結論づけられた．すなわち，「輸血を受けることは自己の宗教上の信念に反するとして，患者が輸血を伴う医療行為を拒否するとの明確な意思を有している場合，このような意思決定をする権利は，人格権の一内容として尊重されなければならない．医師が必要とした場合は，輸血をするという方針をもっていたなら，そのこともあらかじめ説明したうえで同意を得るべきであった．医師がその説明を怠ったことにより，患者が輸血を伴う可能性のあった手術を受けるか否かについて意思決定をする権利を奪った」として，「患者の人格権を侵害したので，その責任を負うべきである」とした．

　事案は 1992 年に発生し，最高裁判決は 2000 年のことである．本件は直接的には説明義務違反についてであるが，「意思決定をする権利は，人格権の一内容として尊重されなければならない」とインフォームド・コンセントの理念を明確に認容している．ただし，この事例では輸血が有用な状況ではなかった．もしも輸血をしなければ死んでしまうという急性出血の場合においても，文書による患者の明確な輸血拒否に従ってよいのか，つまり輸血を行わず死ぬ結果になってもよいのか，についてまで，この判決が認容しているかは不明という意見も成り立つ．

 **日本は命にかかわる真に有効な治療も拒否してよい**

　その後，2007 年に，帝王切開の手術を受けた女性が分娩後，大量に出血したが，宗教上の理由から輸血を拒否し死亡した事例がある．病院側はマニュアルに基づき，本人から同意書や医師の免責証書を得ていた．家族にも輸血の許可を再三求めたが，断られたという．この事例が日本社会にそのまま受け容れられたところをみると，輸血拒否に関しては日本もアメリカ並みになったといえる．

　そのアメリカでは，成人の場合は自己決定がすべてなので，緊急輸血の拒否で死亡しても問題にされない．しかし，イギリスやアイルランド，ほか欧州のいくつかの国では「患者は判断能力を失った」と認定して，医学的判断（緊急輸血方針）が認められている．ただし，EU（欧州連合）の時代に入り，EU 裁判所はアメリカ流の考え方を採用する傾向にあるので，今後とも輸血拒否を容認しない対応が認められるのかは予断を許さない．

　ちなみに，輸血は患者を害することが明らかである．ほぼすべての臨床領域で従来の輸血基準は過剰と示されており，最新の報告でも同じ結論が得られている[10]．

## 4 | 施行中の医療行為の拒否

　また，施行中の医療行為に関する拒否もある．臨床試験を対象とするインフォームド・コンセントにおいては，「拒否することも自由です．また，はじめてから途中で拒否することも自由です．それによって，不利益を受けることはまったくありません」という文言が例外なく挿入されている．

▶▶  患者はいかなる措置も途中で拒否してよい

　この言説は一般臨床においても同じく真であり，多くの施設はインフォームド・コンセントにあたり同様の文言を入れている．つまり，診療や治療を開始しても，患者が途中でやめることは自由であり，その理由が問われる必要もない．

　しかし，「はじめたら，やめられない」と強要する医師や倫理学者もいる．特に，終末期医療の延命措置に関して，そういったおかしな要求をする人が多いようである．それが不当な要求であることは，臨床にしても治験にしても「いつでも途中でやめられる」という取り決めがあることから明らかであろう．さらに，「はじめたら，やめられない」という医師や倫理学者に，その件に関する決定権がないことからも彼らの要求が不当であることがわかる．

　その誤った考え方に惑わされたためであろうが，患者や家族，一般の人々にも同じように「はじめたら，やめられない」と考える人がいる．決めるのは患者である．患者はいかなる措置もはじめから，あるいは途中でも拒否してまったく問題はない．

▶▶ ✅ 延命措置よりケアを優先せよ

　ある学会において，筆者が「単なる延命措置は良質の医療ではない」と訴えたところ，「少しでも死を引き延ばすのが医療である」という反論に遭遇した．「患者は昏睡であるにしても，家族にとってそのほうが望ましい」というのが理由であった．

　こういった考えをもつ人は多いと思われる．何でも先送りしたがる日本文化（人）の典型である．引き延ばしても，数時間あるいは数日後に患者は死亡する．それなら，先送りを図る（無為な時間を過ごす）より，家族ケアに専念したほうがはるかに家族の利益になる．

　治療拒否という観点から追記すれば，輸血拒否という命にかかわる医療に拒否を認めて，無益な延命措置に拒否や中止を認めないことに合理性はない．

### 5｜良質の医療に反する行為は要求できない

　アナス氏は患者の権利に関連して，「患者には良質の医療提供に反する処置を要求する権利はない」と強調している．つまり，患者は現在の医療水準を超えた治療や入手できない治療を受ける権利はないとした．いいかえれば，患者は「治療を拒絶する権利」は有するが，「すべての治療を要求することはできない」という[7]．

▶▶  死に逝く患者に蘇生術を施してはならない．蘇生術は回復する可能性を求めて行う医療である

　たとえば，死に逝く患者の心肺蘇生術は無益で無駄であり，患者が不必要な腎臓，心臓，肝臓の移植を要求できないのと同じように，患者には無益な心肺蘇生術を要求する権利はない．この「無益な治療を患者に提供しないこと」は，患者の自律や患者の権利と無関係である[7]．無益な心肺蘇生術の要求は，「死を否定するため」あるいは「現代医療の奇蹟を魔法のように信じている」という非理性から生じている．一方，無益な心肺蘇生術を提案することは，患者を誤解させ，自律行使に反するので，医師として行ってはならない[7]．

## ▶▶ 🚫 医療の幻想を振りまいてきた医師に幻想をただす責任がある

　しかし，残念ながら，日本にはいまだに無益な延命措置が蔓延している．そして，無益な延命措置を行うことが倫理的と信じる倫理学者もいる．無益な医療に意味あるかのごとき誤解をそれら倫理学者たちに与えてきたのは医師である．医療に対する理解を深める取り組みは，今まで医療の幻想を振りまいてきた医師の仕事であって，そうすることが医師の責任であると思う．

　なお，アメリカでは1990年の「患者の自己決定法」成立以来，「"蘇生を試みるな"という意思表示をしていない人は"蘇生せよ"と命じているとみなす」とされるようになった．そこで，ホスピスにおいてがん末期で死亡した患者にも蘇生術を行うように法で強制される．当時，アメリカは生命至上主義が最盛期で，患者の権利より延命が優先された時代であった．「患者の自己決定法」改正の議論もあったが，現在も事前指示書作成で対応しているのが実情である．

　日本にはアメリカの事情が知られずに，表面的に事前指示書作成の文化が伝わってきている．そのためか，患者が入院したときに，「蘇生術を望みますか」といった質問をする施設が多い．しかし，アナス氏の論旨をみればわかるように，そこは「回復の可能性があるとき」と限定する必要がある．

##  Ⅵ インフォームド・コンセントの説明はどうしたらいいのか

### 1│患者に説明すべき事柄

　表4に，イギリス総医療評議会が推奨する患者に説明すべき情報を列挙した．項目が多すぎるように思われるかもしれない．しかし，それらの項目は診察のたびに説明すること

**表4** 患者に説明すべき情報（イギリス総医療評議会）

1. 診断から予後に至る詳細，無治療の場合の経過
2. 診断から治療に至るまでの検査に関する不確実性
3. 治療や介護法の選択肢，無治療を含む
4. 提案した検査と治療の目的，緩和療法を含む手順や方法の詳細，準備に必要なこと，検査や治療の前，最中，後に経験することの詳細，処置後の一般的副作用と重篤な副作用
5. 選択肢それぞれの考えうる利益と成功の確率，よく起こりうる危険と重篤になりうる危険，治療後に必要となりうる生活上の変化とその対応
6. 提案された治療法が確立されたものかどうか
7. 患者の状態と副作用の発生をいつどうやって見守り評価するか
8. どの医師が治療の最終責任を有するか，必要な場合はそのもとで診療を実際に担当する医師の責任者名
9. 研修医が診療を担当するのか，検査や治療に学生が関与するときはどの程度か
10. 患者はいつでも決定を変更することができること
11. セカンド・オピニオンを求める権利を有すること
12. どれくらい費用がかかるのか

EBM（evidence-based medicine，根拠に基づく医療）で利益と成功の確率がわかるようになり，患者への説明が行いやすくなった．しかし，医療行為全体からみれば，利益が明確でない医療がまだ多い．

が多いので，そのつどの説明を怠っていなければ，実質的にはそんなに時間はかからない．実際，インフォームド・コンセントにかける時間と患者の満足度に関連はないことを示すいくつもの調査報告がある．

## ▶▶ ✓ 折々に必要事項を説明すれば時間はかからない

患者に理解してもらう必要があるので，説明は普通の人が用いる平易な言葉で明白に行う．診断から予後に至る詳細には，患者の病状や患者の病状が引き起こされた理由についてを含む．診療方針の提案では，第1，第2選択肢だけではなく，推奨度が低い選択肢と治療を行わない選択肢も含めて説明する．死亡や重篤な合併症の危険についての説明は必須である．患者に悪い情報の場合は，患者の受け止め方と患者がどこまで知りたがっているのか希望を確認しながら，患者が望む限りの詳しい診断と予後を知らせる．これらの説明にあたっては，どこまで確実にわかっているのかといった医学医療の不確実性についての説明も必須である．

検査のやり方に関する説明などは盲点になりがちである．検査する側にとっては日常的なので，詳しい内容は省略することが多い．しかし，医療従事者には些細なことでも，患者にとっては初体験である．単に，MRI機器が発する音にも患者はびっくりして不安になるし，「何かあったときは押すように」渡される押しボタンに関しても，その「何か」が説明されなければ患者には何のことかわからない．何のために検査するのか，手順をどうするのか，起こりうる異常な反応にはどういったことがあるのかなど，きちんと説明することが求められる．

また，医師個人の経験を含めて，成功裡に終了する可能性についてもあらかじめ説明しておく．医師は患者が回復したことにより起こりうる問題を軽視しがちであるが，患者にとって重大事項である．患者の病気や健康状態が今後患者に与えうる影響についてとともに，治療した結果がどうなるかについての予想を説明する．そして，不利益が予想される場合は，その軽減策と防止策について説明する．

## ▶▶  利益相反は重大事項であるが，扱い方がむずかしい

医師に作用する経済的背景や利益相反，誘引は医師の姿勢や裁量に影響することがある．**事例12**に，企業から提供された経済的誘因が医師の姿勢に決定的影響を及ぼした典型例を示している．その医師は，それぞれの場でそれぞれの報酬元に有利となることを述べている．両方とも読まなければ知られることはないが，結果として矛盾することを堂々と披露している．

この医師が奨める治療法は雑誌に掲載されたので，一般の医師は影響されて彼らの診療姿勢が大きく左右されたであろう．つまり，医師の経済的背景や利益相反は，患者には大きな関心事となる重要な情報である．したがって，原則的に説明する必要がある．特に，診療時などに患者から依頼があれば，患者に使用する薬に関する医師自身の利益相反について開示しなければならない．

ただし，説明するだけで患者に誤解や心配を与えてしまうであろうし，直接的に患者に説明することはむずかしい．したがって，実際には包括的同意の一環として，所属機関が一括して表示することが望ましい．そして，質問があれば，医師が患者に説明するといっ

たやり方が現実的であると思う．

### ▶▶ ☑ 医療費に関する説明には留意が必要

　なお，あまり実践されていないと思われるが，費用に関する説明も大切である．高額になる検査や治療行為，薬剤費などについては，たとえ一定額を超える医療費に高額療養費制度があるとはいえ，かなりの自己負担になる．ただ，生活保護受給者には，費用の話をすると怒り出す人がいるので，控えたほうがいいかもしれない．また，医療専門職は費用に関しては素人であり，詳しい説明は，会計または医事課に任せるのが妥当である．

### ▶▶ ☑ 説明したことはきちんと記録しておく

　医療従事者は，説明内容と患者・家族との話し合いの内容を記録しておく．死や重篤な合併症の危険を伴う処置の場合は，文書を用いたり録音したりしての説明が望ましい．同意については，患者または判断代行者の署名がある書面で，再考する時間をとった後に署名を得る．また，臨床現場には研修医や医学生等もいるので，患者を診る前に彼らを紹介しておくことも必要である．

### 事例12　利益相反開示の意味

　ある医師は，治療法 A についての座談会では治療法 A を奨め，治療法 B についての座談会では治療法 A は頼りなく治療法 B を選択すべきと述べている．無論，前者の座談会のスポンサーは治療法 A の関連企業であり，後者の座談会のスポンサーは治療法 E の関連企業である．

#### 解説

　この医師の姿勢はとてもわかりやすい．偶然，二つの座談会の記事を読めたので，比較することによって，この医師がスポンサーに誘引されていることが明白に判明した．報酬を受け取れば，その提供先に有利な言動をするのが人である．このことは，治療法や診断法が患者の知り得ないところの医師に入った報酬で左右されることを意味する．一般の医師への影響も大きいであろう．利益相反を明示することによって，不誠実を予防したり推奨の偏りがわかったりするとされる．しかし，利益相反は明示を求められるだけなので，医師が企業からの報酬で左右されることを防ぐ効能は限定的である．どれほど医師が報酬で影響されているかを判断できるのは読者のみである．

> **Column　利益相反**
>
> 　利益が相反すること，つまり一方から便宜供与を受けると，他方へ不利になる行為をすることを表す．一方に有利，他方に不利になる可能性があるので，便宜供与は公開しなければならない規則を「利益相反の開示」という．「利益相反の開示」が不正防止に役立つと誤解されているが，利益相反は開示するだけでよいので便宜供与を不正と考えない人には不正の歯止めになりえない．

## 2　説明義務という視点

　医療訴訟においては，よく説明の適否が問題になる．インフォームド・コンセントの確立の過程においても，説明の適否が取り上げられてきた．臨床において「インフォームド・

コンセント」という単語が現れたのは，1957年カリフォルニアにおけるサルゴ事例判決が最初とされる．その事例は，造影検査後の麻痺の副作用に関して患者が訴えた．判決は「普通の人なら治療法に関して合理的な判断ができるために医療の性格，結果，害と利益，危険性，代替法に関する十分な情報が与えられなければならない」，そして「患者に提案した治療について患者の知的な同意に必要かつ十分な情報を提供しないのでは，医師の義務を果たしているといえない」とした．

それでも，がんなどの悪い情報の場合は例外として扱われていたが，それを打破したのが1972年のカンタベリー事件のロビンソン判決である．つまり，「非開示の多用は患者にインフォームド・コンセントを保証する義務を圧倒しかねない」として，実質的にがんを理由とした情報隠しを許さなかった．

日本でも1930年の長崎地裁佐世保支部判決以来，説明義務に違反するという判決が続く．しかし，悪い情報（がん告知）に関しては，名古屋がん告知訴訟において，患者に説明する必要性は認めたものの，がんに関する説明の仕方は医師が決めてよいとして，最高裁が医師の情報隠しを認容した．この判決は1995年のことであり，1972年のロビンソン判決と対称的である．

> **Column　ロビンソン判決と名古屋がん告知訴訟判決**
>
> 　1972年のロビンソン判決の事例が，脊椎手術にあたって四肢麻痺が生じる危険を医師が警告しなかったことへの訴えである．判決は，「情報開示の限界を決めるのは患者の自己決定権であり，合理的な人間が合理的な判断をするために必要かつ十分な情報が提供されなければならない」とした．一方で，医療情報で患者が害される懸念も示され，患者に恩恵があるときは情報開示の例外になりうると指摘した．それらを考慮に入れたうえで，「医師による非開示の多用は患者にインフォームド・コンセントを保証する義務を圧倒しかねない」と，患者への情報非開示に厳しい縛りをかけた．
>
> 　名古屋がん告知訴訟は，1983年，胆嚢がんで死亡した患者の家族が，本人にも家族にも知らされずに医療方針選択の機会を奪われたと訴えた事例である．家族側敗訴を受けた1995年の最高裁判決は，「情報を知ったうえでの患者の決定も尊重される場合もある」，しかし「適切な判断は，最終的に医療の専門家である医師の判断による」「患者は入院を拒み，説得にも協力する態度を示さなかった」「家族への連絡も必要なかった」と家族側敗訴とした．

## 3　どこまで説明する必要があるのか

「患者が自己決定できる必要にして十分な医療情報の説明」が求められても，現実にどこまで説明する必要があるのかが問題となる．その基準に，「標準的医療基準」と「合理的人

**表5　3種類の説明基準**

| 説明基準 | 説明の内容 | 備考 |
| --- | --- | --- |
| 標準的医療基準 | 医師が必要と考える標準的な情報を説明する． | 医師に有利 |
| 合理的人間基準 | 「合理的な個人の自己決定にあたって必要とされる十分な情報」の提供が必要とされ，"すべて"の医療情報を患者に開示することが求められる． | 患者に有利 |
| 主観的医療基準 | 「患者が必要とする」という点に注目し，「その個人が重要と考える情報」を提供しなければならない． | 患者に有利 |

間基準」,「主観的医療基準」の3種類がある（表5）.

## ▶▶ ☑ 標準的医療基準は医師に有利

「標準的医療基準」では，医師が必要と考える標準的な情報を説明する．"標準"のレベルが問われるが，患者が必要とする情報は医科学的知識からかなりの蓋然性をもって設定できる．問題は，多くの医師は患者の求めを過小評価する傾向にあり，あるいは患者が求めていることに気づかず，往々にして患者の求めに応えられないことである．すなわち，この基準は患者に不利益となりやすい.

## ▶▶ ☑ 合理的人間基準は，どちらかというと患者に有利

「合理的人間基準」では,「合理的な個人の自己決定にあたって必要とされる十分な情報」の提供が必要とされ，いわば"すべて"の医療情報を患者に開示することが求められる．しかし，これには,「合理的な患者に必要とされる十分な情報」あるいは"すべて"の医療情報」は，医学の不確実性ゆえに厳密に決められないという課題がある．厳密に決められないことを説明しなければならないので，必要とする書類は膨大になる．実情に合わないので，形式的なインフォームド・コンセントに陥っているのがアメリカの実態である（**事例13**）.

## ▶▶ ☑ 主観的医療基準は，医師に反論の余地はない

現在は，さらに患者に有利な「主観的医療基準」が採用されるという．これは「患者が必要とする」という点に注目し,「その個人が重要と考える情報」を提供しなければならないという基準である．「合理的人間基準」より簡単そうであるが，問題は「患者が必要とする情報」は，結果から判断されるという厳然たる事実である．結果論なので，医師に反論の余地はまったくない.

以上,説明の基準には「標準的医療基準」と「合理的人間基準」,「主観的医療基準」があり，訴訟になったとき「標準的医療基準」は医師に有利,「合理的人間基準」と「主観的医療基準」,特に後者は患者に有利に働く.

**事例2**（p.4）に示した判決では,「乳房温存療法が適応外であることを説明することは，温存療法の適応を説明していることにほかならない」という"合理的"な医師の言い分より,「(中身は同じでも) 外観が異なる」という"主観的"訴えが通用した．形式主義的な日本文化に基づくといえるが，患者の主観を根拠として採用しているので，医師側に反論の余地はない．このように，日本でも，主観的医療基準が採用されるようになりつつある.

### 事例13 アメリカの白内障手術における形式的な同意

患者は，70歳男性．通常どおり手術当日入院し，すぐに前処置に入った．鎮静薬と水晶体軟化剤を投与され，軟化促進のため眼がボールで圧迫された．その後，医師が書類をもってきて説明をはじめた．患者は意識が落ちて判断できないまま指示のとおり署名した．術中，一時麻酔から覚醒したが，大過なく終了した．2000年に入ってからの話である.

**解説**

患者は，部屋に戻ってから看護師に「署名しなかったら？」と尋ねたが，返答はなかったと

いう．形骸化したインフォームド・コンセントの例であるが，類するような経験談は著名医学誌にも掲載されている．アメリカでは，インフォームド・コンセントの書類のほかに，患者の権利に関するパンフレットや事前指示書などの書類が入院時に患者に渡されるが，短い入院期間のため，それらを読んでいる時間がない．しかし，同意の署名がなければ医療は進まないので，検査や治療を受けつつ読みもしないで署名するのが実態である．日本の医療政策もアメリカ型に突き進んでいるが，悪い面は見習わないようにしたい．

## 4 適切な"説明"とは

　裁判用の基準を臨床に導入すると，膨大な書類が説明に必要となる．しかし，アメリカでは様式に則った説明をして同意をとっても，裁判では同意文書の存在より患者が理解していなかったことで医師側が敗訴となっている．

　もともと，医学・医療の不確定要素，不確実性のため，"すべて"を厳密に明確化することは困難である．かつ問題になるのは結果が悪かったときなので，備えをいくら十分にしてもあまり役に立たない．不可能なことに挑戦するより，筆者は医療にできることとできないことをはっきりさせ，医療の不確実性を視野に入れて臨機応変に説明すればいいと考える．

### ▶▶ "重要事項"と"患者の疑問に応えること"の両者がインフォームド・コンセントの基本

　そこで，医師が説明しなければならないのは，良くも悪しくも医療行為の"重要事項"である．うまくいくときのことばかりではなく，うまくいかなかったときのことを踏まえて，たとえば命にかかわるような薬の副作用の可能性，なども説明する．どの程度の副作用は説明しなければならないかについては，アナス氏の提案が役に立つ[7]．すなわち，

・10万例に2，3の死亡が起こるなら伝える必要がある
・他方で10万例に2，3の頭痛や下痢程度なら副作用の説明は要しない．

　もちろん，頻発する副作用などは説明しなければならない．**事例14**に紹介したように，重症でない副作用であっても，思わぬ事態に至ることがある．それらに加えて，"患者の疑問に応えること"は必須である．

　つまり，"重要事項"と"患者の疑問に応えること"の両者がインフォームド・コンセントにあたって患者に説明しなければならないことと思う．具体的には，表4の流れのなかで説明することの多くが重要事項にあたる．医療の目的・必要性，選択肢とそれらの具体的手技と手順（処置前，本処置，処置後など），起こりうる併発症や害反応，後発合併症，代替手段，治療しなかったときはどうなのかなどである．そして，医師は患者に質問するように促すことが大切である．

　表4の一覧からわかるように，インフォームド・コンセントには高尚な水準は求められていない．常識的な患者であれば，医師の勧める治療を受け入れるか否かを決定するために誰もが知りたい項目である．たとえば，上に示した1万分の1の確率で死に至る場合の危険はいつも開示されなければならないが，1万分の1の確率で起きる2時間の頭痛の危険はその必要はないというのは，それによって患者の自己決定が左右されるからである．

## 事例 14　頻発する副作用は重症でなくても説明を要する

15歳女子．ヒトパピローマウイルス・ワクチンの接種を求めて来院した．型通り，予診をとって，特変ないので，2価ワクチンを接種した．その5分後，女子は待合室で倒れて顔面裂傷の大けがをしたという．

### 解説

このワクチンには痛みと失神の副作用が有名である．そのため，接種後，30分間，少なくとも15分以上は家族やスタッフが付き添って安静にして観察する必要がある．このクリニックでは，その説明をしていないし，付き添ってもいなかった．また，2価ワクチンと4価ワクチンの選択も説明していない．インフォームド・コンセントの基本をおざなりにした結果は，患者にとっても医師にとっても大きい代償となる．なお，このワクチンは子宮頸がんワクチンと称されるが正しい呼称ではない．また，副作用の多寡が流動的で，利益が不利益を上回るかいまだ不明である．

## ▶▶ 🚫 死や重篤な合併症の危険について説明しなければならない

死亡や重篤な合併症の危険について説明すると，患者・家族はその方針に同意しなくなるとして，詳しい説明は控えるべきという意見がある．これは，「患者を放り出す医療」にはあてはまるであろう．患者の不安や恐れに適切に向かい合う説明をすれば，患者はむしろ理解を深める．日本における調査も含めて詳しい説明があったほうが患者は適切に理解して，その方針に積極的になることが示されている．

## ▶▶ ✅ 患者にある程度の先行する知識がなければ，医師の話は理解されない

そして，医師が話した後に，患者がどれだけ理解したかを確認しながら進める．なぜなら，患者には医学的知識があるわけでもないので，詳しく説明されても覚えていないことが多く，それで当たり前である．人間の脳は，ある程度の予備知識の上に，新しい情報が積み重なっていく．先行する土台がなければ，たとえいくら詳しく説明しても記憶とならないのである．

この問題は，説明する側が工夫しなければならない．患者がすでに覚えているところ，具体的には自覚症状などについて，その背景などの説明から開始することである．そして，どこまで話がつながっているか（患者がわかったか）を確認しながら話を進めれば，患者の理解とともに進むことができる．

患者は自分が納得できればいいので，「それ以上は，もういい」という時点がくる．患者が直接的に「そこまでで，よい」ということは少ない．話が一段落したときに「これまでの説明で，わからなかったことは？」とか「さらに知りたいことは？」などと尋ねることから，患者がより詳しく知りたいと思っているかを判断できる．患者がそれまでの説明に納得して満足していれば，患者が必要とする医学的説明の深度はそこになる．仮に，患者が「もっと深く知りたい」となって，医師であっても答えられなくなれば，「それからは，私（医師）にもわかりません」と応えればいいことである．医学医療にはわからないことのほうが多いのが実情である．知らないことは，決して恥ではない．

> **表6** 患者の理解度の確認
>
> 1．あなたの現在の具合はどうですか？
> 2．あなたに勧められている治療は何ですか？
> 3．これから受ける治療によって，あなたはどうなると考えていますか？
> 4．その治療には，どういった危険があると思いますか？
> 5．その治療法以外に，どのような代替法があると思いますか？
> 6．勧められた治療を受けなかったら，あなたはどうなると考えていますか？

患者の理解度を測定する魔法のような手法はないが，それを測る一つの方法は患者にこれら簡単な質問で確認することである．（文献7より，一部改変）

## ✅ 患者が自分で決められるように支援する

「お任せします」，あるいは「何も知りたくない」という患者には自分で決める大切さを説明する．そのうえでなお自己決定を避ける患者には，医療方針選択に必要な基本的なことと重要事項の説明をすればいいと思う．もちろん，疑問や質問はないかと，医師は患者に再確認することも必要である．

## ✅ 説明で患者を疲れさせないように配慮する

もう一つ大切なことに，説明で患者を疲れさせないことがある．インフォームド・コンセントは大切なことなので，きちんと説明しなければ，すべてを説明しなければと医師はつい気負ってしまう．その結果，病にあって疲れている患者のさらなる疲れに気づかないで，ますます患者を疲れさせてしまうことがある．医師は善意で動いているので，自分では気づかないことが多い．医療チームのほかのメンバーに留意してほしいことである．一方，患者の立場からは，「疲れた」と遠慮なく申し出て差し支えない．

## 5 | 患者の理解とその確認

患者への説明をする過程で，患者の理解程度はおのずからわかることが多い．しかし，その理解度を，表6にあるような言葉で確認することが大切である．特に，患者に思い込み（刷り込み）がある場合，それを修正するためにも，患者の理解に関する確認が大切である．そのことが，インフォームド・コンセントにおける患者の理解力と判断能力を確認するとともに，患者が自分で納得することにつながる．

## 🚫 患者の言葉と理解度を確認しながら話を進めよ

意外とおろそかにされているのが医療の目的に関する患者と医師との突き合わせである．「患者の価値観や道徳観を尊重して診療方針を決める」とよくいわれるが，具体的な目標までは確認しないことが多いと思う．胃がんに対する手術一つをとっても，その病期によって目的は異なってくる．患者は「根治術」と思っていても，医師は「非根治術」と考えていることなどは，その典型例であろう．治癒だけではなく，苦痛の除去や尊厳をもった患者の生活を支援することも医療の重要な目的の一つであることを確認することも大切である．

## ▶▶ ☑ 医師と患者の関係が良好なときの誤解とそれを解く対策

　患者の医師への信頼がより強固な場合は，患者の誤解が増してしまうことがアメリカの報告にある[11]．つまり，医師の姿勢を好意的にとらえる患者は，医師は緩和ケア目的で抗がん剤を勧めたのに，治癒するとの希望をもつ傾向がみられたのである．患者が医師の姿勢を好意的ととらえたことから推測すると，医師側の患者におもねる姿勢が患者の誤解をよんだ可能性がある．対話を重ねて，患者の誤解を解く必要性を物語る．

　これもむずかしいことを要求しているわけではない．最近は，医学教育において「解釈モデル」として，医療面接科目に必ず入っていることである．まず，患者がつらいと思っていること，困っていることを理解したということを言葉で患者に返すことが必要となる．患者の思いをまとめて，患者に確認して，そのうえで医療に期待すること，治療によって得られる成果などについて，具体的に話し合う．同じく，治療行為の合併症や副作用について，どういったことが起こりうるのか，それらが出現した場合に申し出なければならないことについても，具体的に確認する．

## ▶▶ 🚫 診療方針に関する確認・合意は必須である

　治療に関しての確認では，あらかじめ患者や家族が考える余裕と再考できる時間を確保する．もちろん，一度決定しても，後で方針を変えることや拒否できること，それによって不利益を被らないことを伝えておく．医療行為を開始した後でも変更可能なことも中止できることも説明する．

　その際，患者の人生や価値観といったことにまで話題が及べば患者との信頼関係も深まると思う．**表 7** には，医療が目指す目標について話し合う際に有用なことをまとめている[12]．可能な限り，患者と家族，また意思決定代行者と話し合って，医療の目的を明確化することが大切である．こういった確認は，患者や家族が医療者であっても必須であることは，**事例 15** が物語っている．ましてや，一般の人が対象であれば，なおさらである．

　また，どうしても関係者間で合意できない場合は，外部に意見を求めることができる．それが臨床倫理委員会であり，第三者の立場からの意見が得られる．しかし，決めるのはあくまで患者（と家族）であることを忘れてはならない．最終的には，合意した内容を関係者で一緒に確認する．

　なお，患者が「先生にお任せします」という場合，患者と家族を支援することを約束したうえで，自分たちで決めるように勧める．「どうしても決めてほしい」，あるいは「信頼しているからこそ任せる」というとき，言葉を尽くしても医師が決めることを希望されたなら，信頼に感謝してそれに応える努力をするようになろう．そのことも診療録に記録する必要がある．

　いずれにしても，診療方針が決まったら，患者（と家族）に「最善の決断をなされましたね．これからもがんばりましょう」と声をかける．そこに至るまでの道のりへのねぎらいに加えて最良の決断をしたと確認の言葉を伝えて，患者側も医療従事者側も今後とも努力していくことを確認することが大切である．

**表7** 治療目標を明らかにするための質問

- 治療目的を設定するために必要な病態と患者背景への理解は十分か？
- 治療目的に関して，患者と家族，医療者は一致しているか？
- 提案された治療法は，予防的か，治癒的か，対症療法または緩和的か？
- 提案された治療法は，生命の延長，苦痛の軽減，悪化の遅延，合併症の予防または安楽の提供を意図したものか？
- 提案された治療法は，性の質を損う機能的障害の危険や強さ，持続期間の軽減を意図したものか？ 提案された治療法は，苦痛の危険や強さ，持続期間の軽減を意図したものか？
- 目的は，一時的または持続的な美容療法に関連するか？
- 提案された治療法は，患者の仕事と社会生活，あるいは家族関係に影響するか？
- 提案された治療法は，患者の余暇生活と性生活に携わること，あるいは歓楽を体験することに影響するか？
- 提案された治療法は，患者が個人の計画を遂行するうえの形勢を改善できるか？
- 提案された治療法は，資産にどのような影響を及ぼすのか
- 提案された治療法の主たる利益者は患者か？ もし異なるなら，患者（あるいは意思決定代行者）はそのことを知っているか？ 提案された治療法は倫理にかなうか？

様々な状況，特に反面教師的な事例からまとめた．状況に応じて用いるための質問であり，患者を疲れさせないことが肝要である．（文献12よりPrescrire Internationalの許可を得て翻訳）

### 事例15　インフォームド・コンセントは危機管理

患者はプロラクチン産生腺腫に罹患した17歳の女子．確定診断までの経過のなかで，手術が優先され，選択の余地がないような状況に陥り，急を要さない手術を受けて，結局，女子は合併症の悪化で死亡した．判決では，脳外科手術やその後の治療に関して非難されるところはないが，治療方針の説明を尽くさなかったと認定した．そして，必要な説明がなされていれば，開頭手術を選択し実施することはなかったであろうことから，説明義務違反から死亡した責任まで病院側が負うべきと認容した[1]．

#### 解説

医師が手術以外の治療方法に関する説明をしなかった説明義務違反というインフォームド・コンセントの不備から，医療行為自体には問題はなかったが，死亡の責任まで広く認定されてしまった．病態と治療方針について，確認していれば避けられた事態であったと思う．こういった事例では，それまでは説明義務違反のみ認容されるのが常であったが，結果責任まで問われることになった．医師にとって「インフォームド・コンセントは危機管理」を如実に表す判決である．

## VII　患者・医師関係

医療は癒しからはじまった．21世紀にあっても，医学が治せる病気は少ないことは，いにしえより現在まで癒しの重要性が変わっていないことを示す．患者と医師との関係が医療訴訟に至るかどうかの重要な因子になっていることも，患者・医師関係が重要であることを示す．患者・医師関係にはいくつかの類型が提唱されている．筆者は，そのうちではエマニュエルらが提唱した患者・医師関係の4型がわかりやすいと思う．また，インフォームド・コンセントに深く関連する診療録（カルテ）の扱いも本項目にまとめる．

**表8** 患者・医師関係の4型

| 形式 | 情報提供型 | 評価助言型 | 対話型 | パターナリズム型 |
|---|---|---|---|---|
| 患者の価値観 | 確定・固定，自信ある | 不確実，不一致 | 柔軟な道徳観，価値観 | 社会共通の価値観 |
| 医師の責務 | 情報提供，患者の選択に対応 | 情報を説明，患者の望みや選択に対応 | 患者の道徳観に則り，達成を支援，協同作業 | 知られる最善の医療を行う |
| 医師の役割 | 技術者 | 助言者 | 友人，教師 | 保護者 |

ここでいう教師とは，対象者の個性を発展させられる職能人のことである．

## 1 患者・医師関係の4型

エマニュエルらは，医師・患者関係を4型に分けた（表8）．

#### 1）情報提供型
「情報提供型」では，患者は医療に対する自信をもち，医師にはインフォームド・コンセントに必要な情報を求め，かつ技術者としての役割のみを求め，患者と医師の人間関係は考慮されない．

#### 2）評価助言型
「評価助言型」では，医療従事者は傾聴技能を用いて患者の望みや価値観を引き出し，それらを評価し考慮に入れて患者の理解度に応じた説明を行い，患者の自己決定を助言・支援し，患者の選択した医療を行う．医療従事者の役割はカウンセラーや助言者となる．

#### 3）対話型
それらに対して，「対話型」では医療界の価値観と患者の価値観が対話して，両者の協同作業の上に，患者は自分の道徳や価値観の発展を得て，確信して自己決定して医療に向かう．医師の役割は，友人あるいは教師（ここでは対象者の個性を発展させうれる職能人）といえる．エマニュエルらは「対話型」が医師・患者関係に望ましいとした．

#### 4）パターナリズム型
「パターナリズム型」は父権主義的医療で，専門家である医師は社会が最善とする医療を患者のために選択して行う．医療従事者は保護者としての役割を担うことになる．医師が独断で行う医療をパターナリズム医療という場合があるが，それは本来の意味から外れている．大多数が最善とみなす（医療を行う）概念がパターナリズムの基本である．

### ▶▶ ✓ やはり患者支援型自律が望ましい

患者・医師関係を患者の自律の視点からみると，「情報提供型」でに患者は医師から自立した原理主義的自律に則っている．いわゆるインフォームド・チョイスのみで成り立つ医療であり，原理主義的自律の信奉者は，その型が望ましいと勧める．しかし，調査によると，多くの患者と医療従事者は，患者と医師が協力して課題にあたることが望ましいと考えていることがわかる．このように，多くの患者が求めるのは「対話型」，すなわち患者支援型自律に基づく患者と医師の協同作業である．

### ▶▶ ☑ NBM（物語医療）は患者支援型自律の臨床版

「医師の嗜好によって患者の意思が左右されてはならない」というのは，よく理解できる．しかし，その一方で，医師の説明により患者が影響を受けなければ，医療の説明の意味もないことになる．したがって，患者の意向に医師の説明からの影響があって当然である．そのあたりの折り合いをどうつけたらよいのかが，臨床における課題といえる．

その際に有用なのが，NBM（narrative-based medicine，物語医療）である．NBM は EBM とともに「医療という車の両輪」をかたちづくる．すなわち，「患者は医師との対話のなかから自分の物語を作り上げることができて，それが患者自身の気づきと癒しにつながり医療の目的を達する」という，インフォームド・コンセントにおける患者支援型自律に通じる概念である．

## 2 ｜ 診療録（カルテ）開示をインフォームド・コンセントに利用する

カルテの扱いは，医師法はじめ関連法令と療養担当規則に定められ，医師には患者を診療したら遅滞なく記録すること，記録後最低5年間は保存することなどが義務づけられている．この保存義務をもって「カルテは医療機関に属する」という考え方もあるが，単なる保存義務であって「カルテが誰に属するか」とは別問題である．

密室医療への批判と対策の一環として，患者へのカルテ（診療録）開示が大きな話題となったのは20世紀末であった．カルテ開示が実行されると，どういった医療が行われているか患者に筒抜けになり，医療は透明化される．それは困ると，日本医師会をはじめ医療界は激しく抵抗した．しかし，カルテ開示を巡る議論は，2003年に「個人情報の保護に関する法律（個人情報保護法）」が成立して終焉し，開示することで決着した．

### ▶▶ ☑ 患者本人へ診療録開示を積極的に行う

開示の対象となるのは，診療録はもちろん，診療に関する検査結果や手術所見，X線写真，看護記録などすべての記録が該当する．背景に，自分に関する情報をコントロールする権利はその個人にあるという理念があり，患者という立場であっても例外ではない．いまだにカルテ開示を拒否したり，開示に不当な条件をつけたりして，指針や指導に反する医師がいるのは残念である．

また，厚生労働省の「診療情報の提供等に関する指針」のように，「診療情報の提供の全部又は一部を提供しないことができる」場合として，「第三者の利益を害するおそれがあるとき」と「患者本人の心身の状況を著しく損なうおそれがあるとき」をあげて，開示を妨げようとする意見がある．前者には該当する事例もあり得るが，後者に関しては理不尽であり正当性がない．患者本人からのカルテ開示依頼には，不適切な理由をつけずに開示することが求められる．なお，通常は他院からの紹介状も開示しなければならない．

### ▶▶ ☑ カルテ開示に患者や家族への説明は必ずしも要しない

個人情報保護法によって，カルテ開示は医療行為（患者への説明）とは関係なく，事務的に開示される．しかし，医療界には，カルテ開示と患者への説明をセットと考える誤解がある．カルテ開示請求は，元来，自立した患者の行為である．患者から求められたら開

## ▶▶ ☑ 診療録（カルテ）開示が進んでいる発展途上国に習おう

「カルテは誰のもの？」の答は，「（内容に関しては）患者のもの」で世界中が一致している[7]．発展途上国では，医療機関がカルテも資料も保管しないので，X線写真なども含めて患者が持ち歩いて病院を訪問する．筆者も30年近く前，東南アジアへ医療支援に行ったときに患者がカルテをもって診察に来ることを経験して，"先端的な医療情報の扱い"と感心した．今後は，日本も発展途上国に学んで，患者が自分のカルテをICカードに入れて持ち歩くようになれば，インフォームド・コンセントにあたっても便利な医療の姿になる．

> **Column　インフォームド・コンセントは臨床試験と臨床現場で別に展開してきた**
>
> インフォームド・コンセントは，ドイツで医科学研究と臨床試験向けにはじまった．人体実験の被害を防ぐためルドルフ・ウィルヒョウ（1821～1902年）を長とする委員会が検討した結果が1900年の『プロシャ帝国宗教・文部・医学省発令』と結実した．しかし，有効に機能せず，1931年にワイマール共和国は治療分野（新治療）と非治療分野（人体実験）を分けて規則を詳しく記載した『新治療と人体実験に関する規則』を導入した．それも機能しなかったナチスの人体実験の経験から，1947年のニュルンベルク綱領，さらに1964年のヘルシンキ宣言につながり，臨床試験のインフォームド・コンセントの形式が整った．
> 　他方，臨床は患者に害はないはずである．そこで，アメリカ医師会も「実害がないなら同意は必要ない」という立場を堅持していた．臨床にインフォームド・コンセントが導入されたのは，患者の権利運動によるところが大きい．患者の権利を記した世界医師会のリスボン宣言が人体実験を扱ったヘルシンキ宣言より20年近く後になったことは，一般臨床でインフォームド・コンセント（患者の権利）が認められたのが人体実験の場よりずっと後だったことを如実に表す．

## 小括

患者や家族を対象としたインフォームド・コンセントに関する調査結果をみると，「インフォームド・コンセントは医師を守るため」という答が多い．確かに，インフォームド・コンセントが導入される前の"患者の同意"は，医師の免責のための患者の同意であった．現在でも，そのように考える医師は多いかもしれない．その側面が高じると，自己保身的，形骸化したインフォームド・コンセントといわれることになる．

しかし，現在のインフォームド・コンセントの患者の同意は，"患者の権利の確認"である．その背景には，個人の人格は尊重されるという人間の尊厳と基本的自由がある．そして，それらから導き出される「自分の健康や命に関することは自分で決める」という自律と自己決定の理念を実践するのは，ほかならない患者である．

医療は患者と医師との協同作業であるし，それぞれが責任を果たすことが大切である．インフォームド・コンセントが臨床に導入されて久しいが，いまだ課題が多いのはこれまで記してきたとおりである．現在は，インフォームド・コンセントの理念を実質化することが求められる．次章は，臨床にみられる具体的な課題を考えてみる．

# 第2章

## インフォームド・コンセントの臨床

　インフォームド・コンセントは，人間の尊厳と基本的自由が基盤で，患者の自律と権利の上に成り立っていることをみてきた．インフォームド・コンセントの過程も紹介したが，取り立ててむずかしい内容ではない．しかし，臨床においてはなかなか通用しないのが現状である．特にむずかしいことではないためか，うまくいかなかったときの対策を立てるのは容易でない．

　そこでインフォームド・コンセントの理念，患者の権利や自己決定を実質化する必要がある．医療は患者と医師との協同作業であることを確認しつつ，患者と医師が責任をもつ範囲をわきまえて患者支援型自律を実践することが大切である．

　本章では，臨床におけるインフォームド・コンセントの流れを取り扱う．具体的課題には，診断が困難で予後が悪い膵がんを取り上げる．がん患者のインフォームド・コンセントには告知の課題も含まれるし，ほかの臨床にも応用できる事例になる．また，しばしば患者・家族と一体化されてケアの対象となる課題についても扱っている．

## I 膵がん患者のインフォームド・コンセント

### 1 事例：糖尿病を契機として見つかった膵がん患者

患者は，65歳，やせ型の男性．10年ほど前から糖尿病で経口剤治療を受けていた．最近，糖尿病が悪化し，持続型インスリンに変更された．それで血糖値はコントロールされたものの，上腹部痛をときどき訴えるので精査目的で消化器内科に紹介された．精査の結果は慢性膵炎であったが，画像所見から膵腫瘍（膵がん）の合併も疑われた．しかし，膵がん疑いで検査を尽くしても確定所見は得られなかった．そこで，経過観察となり，半年後に再検したところ，直径2 cmほどの占拠性病変が膵頭鉤部に見つかった．膵液の細胞診は陰性であったが，腫瘍マーカーの軽度上昇がみられ，患者と相談のうえ，膵がんの診断で治療することとなった．

膵がんは画像診断で疑われて検査を尽くしても確定診断が得られないことがある．本章は，この事例を軸に，初診から系統立てて，第1章の表4（p. 21）に記載のある事項を組み入れながら展開する．なお，医科学面において教科書的なこと，および膵癌診療ガイドライン2009年版[13]に記載あるものは文献を示していない．また，主題の性格上，膵がんのインフォームド・コンセントにまつわること以外の側面については触れないか，簡略化している．

> **Column 膵疾患と糖尿病**
>
> 糖尿病には網膜症，腎症，神経症の三大合併症をはじめ，大血管障害，心筋症，各種感染症などを伴う．自己免疫疾患，白内障・緑内障，胆石や肝障害などの消化器疾患，抑うつ，認知症および血管障害・神経症合併症から生じる皮膚症状，発がんなども合併する．膵疾患では慢性膵炎が先行することがあり，慢性膵炎患者の約3割は糖尿病を合併する．また，糖尿病は膵がんが2倍ほど増加する危険因子である．

### 2 初診において

初対面では，医師も患者も互いにリラックスしながら話し合う．また，たとえ，いくら「患者と医師は同等である」とはいっても，ある種の上下関係が存在するのも事実である．そこでは，医師に「親しみやすさ」と「専門家としての威厳」という，一見，相反することが求められる．いずれにしても，医師のほうから「患者に近づく」必要がある．説明にあたって専門用語を使わない配慮は，その一つの表現形である．

専門用語を使わないで説明することは，医師にとって非常にむずかしい．なぜなら，医師は自分ではどこまでが専門用語で，どこから患者が理解できるかわからないからである．ここで有用なのは，患者が発する言葉を引き継いで進めることである．それは，すなわち患者が気にかけているところからはじめることになり，一石二鳥で理解しやすくなる．そして，患者の理解度を確認しつつ話を進める．

▶▶ ☑ 「先んじれば人を制す」は，多くの場で真である

初対面の患者や家族は緊張している．そこでは第一印象が肝腎で，しかしむずかしく考

える必要はなく，先んじて挨拶などの基本的儀礼を守ることで対応できる（以下，医師の言葉を D ，患者の言葉を P で表す）．

　D 喜多野太郎さん，どうぞ，お入りください．
　D 私は，消化器内科の谷田です．よろしくお願いします．
　D どうぞ，こちらにおかけください．

　このあたりで，少し緊張がやわらいだか，あるいは緊張が続いているか判断できる．緊張している様子があれば，「今日は，お加減はいかがですか？」などの会話を加える．多くの患者は，調子の良し悪しにかかわらず，「大丈夫です」と返事しやすい．様子をみながら進めるが，医科学に関する話題以外にも積極的にふれたほうが患者の満足度は高まることに留意する．

　この患者の場合は，直接，課題に入っても差し支えないと思われる．紹介状で状況は知っているので重複になるが，確認の意味合いがあるので主要なことは患者から直接聞いておく．

　D 喜多野さんは，青山先生のご紹介ですね．糖尿病で治療を受けておられた．
　P そうです．お腹が痛いといったら，消化器でみてもらえといわれたので．
　D お腹が痛いんですね．どんな感じなんですか．
　P このあたり（上腹部を指して）が，シクシク痛むんです．治まらないといったので，消化器に行けって．

▶▶ 🚫 **患者には自分の言葉で語ってもらうことが非常に重要である**

　紹介状には，どういった説明をしたかが記されているが，前医から受けた説明を本人がどう理解しているか本人の口から把握することが大切である．なお，その紹介状には，「糖尿病の現状と，腹部症状が続いているので，精査してもらうようにと伝えた」とあった．

　D 消化器でみてもらえっていわれたんですね．どういった状態かも説明されました？
　P 膵臓というんですか．慢性膵炎と聞いたように思います．
　D 慢性膵炎ですね．糖尿病との関連もご存じなんですね．
　P 一応ね……
　D 気になることがおありのようですね．
　P ええ．眼には少し変化が出てきているといわれましたが，ほかの合併症は出ていないといわれてます．だけど，インスリンに変えられたので，糖尿病がひどく悪くなったのだと心配で．

　慢性膵炎，それから膵がんを心配しているのかと思ったが，患者の懸念はインスリンに変更されたことであった．この患者のように，「インスリンは糖尿病が悪くなってから使う，あるいは使い出したらやめられない」と誤解している人が多い．糖尿病にはインスリンが最も適切な治療法であることを説明した後，「ほかに気になることはないですか？」と尋ねたが，特にないとの返事であった．可能性ある膵疾患については，いずれ検査の目的のなかで説明しなければならないので，初診の時点では深入りしなかった．

　D それでは，診察しましょう．胸やお腹が出るようにご準備ください．

　医療は身体診察をすることが前提なので，黙示的同意があるとみなされる．したがって，個別に同意を得る必要はないが，対話をしつつ，リラックスできるよう配慮し，次に何を

するのかの説明が必要である．ただ，女性の場合は，エチケットとして了解を得ることが望ましい．

> **Column** 医師は白衣姿のほうが私服より好まれる傾向にある
>
> アメリカでは，医師と患者がファースト・ネームで呼び合う．そこで，患者は医師の白衣姿より私服を好むのではないかと調査されたことがある．結果は，予想に反して，患者は医師の白衣姿を望ましいとしていた．日本はどうであろうか．ちなみに，「白衣性高血圧症」という概念があるが，調査結果は医療機関を訪れる緊張が患者の血圧を上げていて，白衣は無実であることが判明している．

## 3 検査に伴うインフォームド・コンセント

　この上腹部痛を訴える患者は消化器内科を受診した．複数の病気が合併していることを疑わせる状況になければ通常は一元的に考えるので，消化器科の診療は膵胆管疾患がおもな標的となる．具体的には，肝胆膵関連生化学検査と各種画像診断である．身体診察では特変を認めず，次に行う検査について説明し同意を得る手続きに移った．

- Ⓓ 診察の結果には特別のことは見受けられません．今までのところで，わからないこととか，疑問を覚えたこととか，何でも結構ですので，お尋ねください．
- Ⓓ 次は，糖尿病に関連するということで，やはり膵臓の検査をしていくことになりますが．
- Ⓟ 膵臓が問題とはわかりますが，ほかは，まだ，何を尋ねたらいいのかわからないというのが正直なところです．

▶▶ ✓ 確認しつつ進めれば，患者は適切に理解しているか否かがわかる

- Ⓓ 糖尿病と慢性膵炎についてはご存じですね．ある意味，確認ともなるのですが，膵臓に関する検査が必要だと思います．あなたの膵臓の状態をみることと，治療が必要な状態かを調べるためです．膵臓は，肝臓とともに"沈黙の臓器"なんていわれることもあって，簡単な検査から複雑な検査まであります．それに，聞いているかもしれませんが，糖尿病にも慢性膵炎にも，腫瘍，できものができることが時にあるのです．血液検査に反応が出ることがあるので，膵臓に関する検査に加えておきましょうか．
- Ⓟ え，腫瘍やできものって，がんですか．青山先生も，以前，そんな話をしたような気がします．糖尿病にはがんが多いって．痛いのはそのためなんでしょう．すぐ手術しなければ……
- Ⓓ 喜多野さん．腫瘍と聞いて，とても心配になったのでしょうね．まだ決まったわけじゃないですよ．可能性の話です．そのあたりをみるために，検査をするわけです．
- Ⓟ とにかく，お願いします！
- Ⓓ 私たちは，できるだけのことはしますので，ご安心ください．はじめてですので，あまり負担にならない検査からしましょう．血液検査と，単純レントゲン写真，それからCT，断層撮影といって，お腹の中を立体的にみられるレントゲン検査です．
- Ⓟ それで，がんがわかるんですか？
- Ⓓ がんが心配なんですよね．でも，はじめは，何か問題があるかどうかをみるために検査を行います．もし，何らかの徴候があったら，つまりがんなどの疑いがあったら，がんかど

うかを調べる精密検査になるわけです．ご心配の様子ですので，腫瘍マーカーといって膵がんなどで上がってくる血液検査項目も入れておきましょうか．それから，お腹の中を立体的にみられる検査で超音波を使う超音波検査，同じような目的ですが，レントゲン検査とは一長一短ありますので，これを入れておきましょう．

Ⓓ 今までのところでご質問はないですか．心配させてしまったようですし，気になることとか遠慮なく尋ねてください．また，希望されることがあれば，遠慮なくおっしゃってください．

Ⓟ 膵臓が問題だということですね．検査しなければわからないということですし，そうしてください．今の希望は，とにかく治ることです．お願いします．

　検査はその先に重要な"目的"があるから行う．膵がんが対象となった場合は，検査の目的には治療行為と予後の予測に役立てることなどが考えられる．患者や家族は先のことを考えることなしに「検査してほしい」と希望することがあるが，患者の希望と目的を十分に話し合うことが大切である．第1章の表7（p.30）から検査にも応用できる質問には，「治療目的を設定するために必要な病態と患者背景への理解は十分か？」「治療目的に関して，患者と家族，医療者は一致しているか？」などがある．対話のなかには，それらについて示されていることがわかると思う．

　検査の同意をとるにあたっては，検査の詳細と検査をしない場合の取り扱いが課題となる．説明にあたっては，検査の目的と検査に関する不確実性，すなわち検査の限界なども説明する．ただ，初診での侵襲性が低いスクリーニング検査については，結果を説明するなかで，これから目的とすることや，それに対する患者の希望にふれることもできる．

## 4│初診の検査の結果

　採血結果では，肝胆膵関連酵素も含めて基準値内であった．ただ，腫瘍マーカーの一つ，CA19-9がわずかに上昇していた．腹部単純X線写真において，膵石が見つかった．超音波検査では膵石が写っただけで，膵胆管に拡張所見はなかった．腹部単純CTも同様の膵石所見で，占拠性病変は認められなかった．膵機能検査は，診断目的としては機能評価のみとなったこともあって，患者は受けないと決めた．診断は慢性膵炎となるが，「糖尿病にはがんの合併がある」こともあって，膵がんを否定できない結果となった．

▶▶ ☑ **直接的に関連のないことも理解に役立つなら話題にする**

Ⓓ 糖尿病にはがんが合併することがあります．ピオグリタゾンという糖尿病に使う飲み薬による膀胱がんが有名です．長く飲んでいると，300人に1人くらいに膀胱がんが見つかっています[14]．販売禁止になった国も多いのですが，日本ではまだ使われています．あなたに使われたことはないので，それには該当しません．ただ，糖尿病の場合に，そうでない人に比べると，2倍くらいがんにかかる割合が高いのです．CT検査ではそれらしい影はないのですが，CTだけではわからないこともあるし．CA19-9がわずかですけど，上がっているのが気になるといえば気になります．

Ⓟ 腫瘍マーカー検査で上がっているなら，やはりがんですよね．だけど，CTっていい検査ですよね．それでもわからない，写ってないことってあるんですか．

Ⓓ わかることのほうが多いのですよ．ただ，おおまかですけど，半数近い膵がんは普通の

CT，単純 CT というのですが，その写真には映らないのです．特に小さい場合はそうですね．造影検査をすればもっとはっきりしますが，それでもわからないことはあり得ます．

🅟 がんの疑いがあるなら，今より詳しい検査を受けたいです．ただ，あまり大変なら考え直すけど．

🅓 そうですね．負担のより少ない追加の検査をはじめましょうか．

　やはり，「がんの可能性」とされたら，患者は検査を希望する．本例は，治癒医療の適応にあるか否かを調べる段階なので該当しないが，目的のない検査が横行しているのが実情である．それを避けるうえでも，検査の目的についてはっきりさせることが大切である．
　最近は，各種指針に，確定診断できる可能性を示唆する感度と特異度が記されているので，説明しやすくなっている（表9）．なお，直接的には関連のないことでも，理解に役立つことが多いので，関連する情報は積極的に説明したほうがよい．

## 5 精密検査

　侵襲的検査には内視鏡検査，膵機能検査，造影剤を使う画像検査などがあり，この患者には引き続いて内視鏡的超音波検査（endoscopic ultrasonography：EUS），造影CT，MRI検査を行った．内視鏡検査は侵襲性が少ないので，詳しい説明は口頭同意で足りる．CTやMRI検査は造影剤を使用する場合，書面での同意が必要である．個別に同意書をとることも，造影剤検査でまとめてとることもできる．ただし，後者の場合は個別検査に関する説明文書をあらかじめ作成して，検査のつど，記録を丁寧に残しておく．当初の同意に変更ないことの確認も必要である．

　造影剤にはショックや腎症などの問題があるので，処置の一般的副作用と重篤な副作用などについて文書を併用しつつ説明したうえで同意を得る（表10）．提案した検査の目的，手順や方法の詳細，準備に必要なことを示しながら説明する．そして，ショックについて，検査や治療の前，最中，後に経験することを詳しく説明する．

　ヨード造影剤の使用上の注意にある禁忌と原則禁忌，慎重投与項目も，表10のように示しておく．臨床では，高齢者と幼小児，ほかに多くの患者が該当してしまう．結局，服薬に関して添付文書に表記されている「不利益よりも得られる利益のほうが大きく勝るときに」が該当するので，患者に納得してもらう必要がある．

▶▶ 🚫 **重篤な副作用の可能性をきちんと説明する**

🅓 内視鏡，つまり胃カメラのような内視鏡を入れて，超音波検査をする内視鏡的超音波検査法という方法があります．普通の胃カメラより少し太くて，また水も使うので少し準備がいるのですが，小さい病変とその近辺の状態がほかの画像診断法よりはっきりわかるといわれています．お腹の外からの超音波検査，この前，やってもらった検査ですが，それより格段に鋭敏とされています．それでも，5%から20%にわからないことはあるのですが，検査する価値は十分にあると思います．

🅟 胃カメラより大変ということですが，受けます．

🅓 レントゲン検査の精密検査は，造影剤といって，明暗・色調の差をよりはっきりさせる薬剤を使って行います．前の単純CT検査ではわからなかった小さい病変などをわかりやすくするわけです．造影剤って聞いたことあります？　アレルギー体質の人には，ショック

**表9** 膵がんに関する検査の感度と特異度

| 項目 | 感度 | 特異度 |
|---|---|---|
| CEA | 30〜60% | 50〜65% |
| CA19-9 | 70〜80% | 70〜95% |
| SPan-1 | 70〜80% | 75〜85% |
| DUPAN-2 | 50〜60% | 75〜85% |
| 腹部超音波検査（US） | 50〜75% | 90〜95% |
| 内視鏡的超音波検査（EUS） | 80〜95% | 90〜95% |
| 単純 CT | 50〜90% | 75〜80% |
| 造影 CT | 90〜95% | 60〜80% |
| MRI | 90〜95% | 60〜65% |
| PET | 70〜90% | 60〜90% |
| ERCP | 70〜90% | 85〜95% |
| US ガイド下組織診 | 85〜90% | 95〜100% |

患者向け説明を意図したので数字は目安である．検査値はカットオフ値により異なるが，通常採用されている基準値を用いた．画像検査は腫瘍の大きさに依存する．小さい病変の診断には EUS がすぐれている．なお，切除可能性の判定は EUS，造影 CT，MRI でほぼ同じで 80〜90%で可能という．

を起こすことがあるので，特に注意が必要です．喘息患者などには造影剤を使うことができません．

**P** 以前に腎臓の検査をしたとき，点滴しながらやった検査かな．

**D** そうですね．そのときは，かゆみとかショックなどは起こらなかったのですか．

**P** 何ともなかったです．検査の前に，その造影剤とやらでテストもしたし．

**D** そうでしたか．当時は造影剤の過敏症テストをやったんですね．今は，それはやりません．過敏症テストによってアナフィラキシー反応といって，要するに重症のショックになることもあるし，過敏症テストが次に使われるときにショックを起こすこともある．ですから，今は過敏症テストは行いません．もちろん，ショックやアナフィラキシー反応が起こったときにすぐに対処できる準備をして検査を行いますのでご安心ください．アレルギー体質ではないので，重い反応が出る可能性は少ないでしょうけど．

**P** 可能性はあるんですね．

**D** そうですね．重い副作用は，数千人に一人の割合で起こるといわれています．かゆみや蕁麻疹，くしゃみや咳，顔が腫れてきたりしたらすぐに対処します．私たちに，放射線技師さんも含めて注意していますが，あなたも頭に入れておいて，万一気づいたら，手をあげるとか，あるいはボタンを渡されてそれを押すようにいわれていたらそれを押すなどしてすぐに合図してください．起こるのは，造影剤を入れている間か，注入が終わってすぐのことが多く，だいたいは15分ほどまでの間に急速に出る副作用は発生します．その後に起こるのは，遅発反応といったりしますが，遅く起こる反応もあります．そういったときは，すぐに血圧を上げて，腫れを引かせる治療をします．そして，遅れて発生するアレルギー反応を抑えるためにステロイドを使います．こういったことが発生してもほぼすべての患

**表10** 造影剤に関するインフォームド・コンセント書式例

---

1. 検査の目的と手法
   検査の目的：レントゲン撮影にあたり，よりはっきりと映し出すために造影剤を使います．
   検査の手法：静脈注射または口から飲んでもらいます．
2. 検査の副作用について
   吐き気やおう吐，灼熱感，かゆみ，咳を含む軽症のアレルギー反応から，まれに重症の副作用が発生してショックなどが起こりえます．また，下に付記したような病態では病状を悪化させるので造影剤を使えないか慎重に使います．該当する項目があれば，今からでも申し出てください．
3. 重症の副作用について
   仮に，重症の副作用が生じた場合のために，検査時は重症ショックの治療を直ちに行えるように備えています．医療チームは，その回復に最善を尽くすことをお約束します．なお，そういった重い副作用は数千人に一人の割合で起こり，命にかかわるような事態は数十万人に一人とされています．

付記：ヨード造影剤使用の留意事項
①使えない場合：過敏症の経験，重症甲状腺疾患
②原則，使えない場合：重症患者，気管支喘息，重篤な心疾患・肝障害・腎障害，マクログロブリン血症・多発性骨髄腫
③慎重に用いる場合：アレルギー体質（近親者も含む），薬物過敏症，脱水症，高血圧，動脈硬化，糖尿病，甲状腺疾患，肝機能低下，腎機能低下，急性膵炎，高齢者，幼小児

　私は，担当の＿＿＿＿＿＿＿＿医師から，検査の目的，手技，得られる利益と起こりうる副作用，そのいずれも検査を受けてみなければ確定的でないこと，検査を受けない場合の診療方針の説明を受けました．それらを理解したうえで，質問と再考の機会も与えられ，その結果，私は自由意思から同医師がレントゲン検査の際に私に造影剤を使用することを了承します．

署名人 ＿＿＿＿＿＿＿＿＿＿＿＿＿　　日付 ＿＿＿＿＿＿＿＿＿＿＿＿＿

保証人 ＿＿＿＿＿＿＿＿＿＿＿＿＿　　日付 ＿＿＿＿＿＿＿＿＿＿＿＿＿

---

内容的には最小限の項目のみである．それを検査の同意書ごとに組み入れることもできる．なお，単に「副作用について説明を受け，検査を受けることに同意します」とする同意書があるが，副作用について具体的に記述し，口頭でも説明することが求められる．また，添付文書の確認も必要である．保証（立会）人の署名は通常は任意である．

　　　　　者さんは回復します．命にかかわるような事態は，数十万人に一人といわれています．
- Ⓟ 命にかかわるような事態といわれたら，心配になってきました．
- Ⓓ 脅かして申し訳ないです．でも，検査も含めて医療は，患者さんに必ず害を及ぼします．結局は医療のメリットとデメリット，副作用を天秤にかけて判断するしかありません．デメリットもきちんと知ったうえで，最終的に医療行為を受けるか受けないか決めることが必要なのです．
- Ⓟ がんも心配だし，検査の副作用も心配です．だけど，やはりがんのほうが心配だ．命にかかわるのは万が一より少ないようだし，やはり，受けます．

> **Column** 「万が一」という言葉
>
> 「万が一」という言葉は，様々な状況や意味合いで用いられる．一般には，言い訳する際の単なる"お題目"あるいは"枕詞"として用いられることが多い．あまり意味のない「万が一」への対応を求められても，結局は有益な成果は得られないであろう．インフォームド・コンセントの説明には具体的な数値を用いたほうがよいので，統計的に意味がある場合は別として，通常は医療従事者側からは「万が一」は用いないほうがよい．

▶▶ ☑ **可能な限り具体的に，たとえば数値を出しながら説明する**

　副作用の詳細情報を記した説明文書を示しながら，前述のような説明をして，提案した造影CTの同意を得る．この事例では単純MRIとMRCP（magnetic resonance cholangiopancreatography）が目的なのでMRI用造影剤は使わないが，MRI検査も造影剤を使う場合は同様である．対話は円滑に進んだように記しているが，実地においては繰り返しの説明や受け止め方を確認しながら進めることが必要である．

　また，説明にあたっては，それぞれの検査の膵がんを検出できる感度と特異度について数字を出して説明する（表9）．そのことが，検査で100%わかるわけでないことの説明になり，その了承を得ておく．

　造影CTとMRI検査では，膵頭部に直径2 cmに満たない密度の異なる部分があったが，明確に占拠性病変と診断できなかった．EUS検査ではわずかに密度の異なる部分があるが，占拠性病変とまではいえなかった．リンパ節転移らしい所見もなかった．MRCPでは膵管を描出できて，途絶や狭窄などの所見はなかった．それぞれ，撮影写真（モニター）をみながら，診断は「慢性膵炎（膵腫瘍疑い）」となったことを説明した．

- **D** 喜多野さん，結論から申しますと，小さいしこり，腫瘍らしき影はあるのですが，明確に腫瘍である，あるいはがんとはいえないとなりました．こういったいわゆる画像診断では，大きいとわかりやすいのですが，小さい腫瘍，膵臓では直径2 cm以下の場合など，わからないのです．数字からみると，実際にあったとしても数割の患者さんにみつけられないことがありますね．
- **P** 精密検査っていっても，かえって心配になってしまった．
- **D** 調べるほどにわからなくなるというのは申し訳ありません．調べるほどわからないことが増えるというのは，ある意味，科学の宿命なのですが，言い訳ですよね．この時点でどうするかですが，思い切ってお腹を開けてみるか，つまり手術をするか，もう少し様子をみることにするかですね．
- **P** 様子をみる？　がんだったら，手遅れになるでしょう？
- **D** 今までの経過ががんに関係しているんでしたら，これまでの検査でわかるだけの大きさになっていたでしょう．今の時点で，はっきりしない段階であれば，がんがあったとしてもゆっくり育つタイプでしょう．ここ3か月とか半年でその後の経過に影響を与えることは考えられません．それで，一つの方法が様子をみるとなるのです．
- **P** ほかに検査はないんですか？
- **D** 内視鏡を入れて，膵臓の管を映し出す内視鏡的逆行性胆管膵管造影という方法があります．私たちはERCP検査というのですが，その検査ではMRCPよりシャープな写真が得られることと，内視鏡なので，膵臓液から細胞を取ってその検査，細胞診というのですが，

それができることが利点ですね．ただ，内視鏡検査でもむずかしいので，時間がかかったり，大変な検査です．滅多にないことで私たちに経験はないのですが，重症膵炎を起こしたり，重症状態になったりする合併症の危険もありますし．

> **Column　小児の検査の多くは侵襲的**
>
> 　成人には侵襲的でない，あるいは低侵襲的な検査でも，小児にとっては高度の侵襲的検査となることが多い．たとえば，各種画像診断時に用いられる麻酔薬や鎮静薬による，副作用から，多数の小児が重篤に陥っている．静脈採血さえ，小児には侵襲的検査に相当することを再確認して対応する必要がある．

## ▶▶ ☑ 説明は模式図やイラストを用いながら行うと理解が深まる

　最近は行われることは少なくなったが，重症の合併症も起こりうる内視鏡的逆行性胆管膵管造影（endoscopic retrograde cholangio-pancreatography：ERCP）検査に関する説明と同意書の例を表11に紹介した．この説明文書を用いながら，その検査の詳しい説明を行った．重症合併症の危険はあるものの，細胞診もできることから，ERCP検査を行うことになった．

　ERCP検査は大過なく終了した．その結果，ERCPで膵臓は二次膵管まで描出できたが途絶や狭窄，偏位は認められなかった．胆管にも狭窄や偏位などはみられなかった．細胞診も陰性であった．血管造影検査も候補にあげたが，膵管に異常がないので得られる情報も限定的であろうとなり，患者は受けないほうに決めた．

　以上より，膵腫瘍（膵がん）の合併を否定できないものの，現時点では慢性膵炎と診断された．そこで，経過観察しつつ，半年後に再検することとなった．

　そして，半年ほどしてから，再度，EUSと造影CT検査を行った．そうしたところ，直径2cmほどの占拠性病変が膵頭鈎部に見つかった．腫瘍マーカーは前値に比してわずかに上昇していた．

## ▶▶ ☑ クリニカル・パスを用いると説明しやすい

　ERCPのような侵襲的な検査や，入院して行う検査の際には，クリニカル・パスを利用すると患者にわかりやすい．その計画書には，いつどういったことが行われるのかが示されているので，説明しやすいし，患者にも理解しやすくなる．クリニカル・パスはまた，入院治療に際しても，入院診療計画書として広く用いられるようになっている．

> **Column　クリニカル・パス（クリティカル・パス）**
>
> 　クリティカル・パスとは「決め手となる流れ」という意味で，必要な手順を最も効率よく行うためのスケジュール計画書を指す．医療界ではクリニカル・パスあるいはクリニカル・パスウェイという言葉が使われ，医療の業務項目を縦に，日付けを横にしてm×nのマトリックス表に診療計画が示される．入院診療計画となるクリニカル・パスを作ると，診療が順調に進行しているか，あるいは問題が生じたか，その状況を一目瞭然で把握できる．したがって，クリニカル・パスは診療にとても有用で，インフォームド・コンセント（患者への説明）にもチーム医療にも欠かせない．最近は，多くの施設がクリニカル・パスをインターネット上に公開しているので参照してほしい．

Ⅰ 膵がん患者のインフォームド・コンセント

**表 11** 内視鏡的逆行性胆管膵管造影検査のインフォームド・コンセント書式例

### 1. 内視鏡的逆行性胆管膵管造影検査について
　内視鏡的逆行性胆管膵管造影検査とは，内視鏡を使って胆管と膵臓の中を走る管をレントゲン機器で映し出す検査です．あなたの担当医は，これまでの膵臓・胆管系に関する検査から，あなたにこの内視鏡的逆行性胆管膵管造影検査が必要と勧めています．検査には利益がありますが，副作用の可能性もあります．

### 2. 内視鏡的逆行性胆管膵管造影検査の方法
　模式図のように，内視鏡を胃を超えて十二指腸まで入れます．十二指腸乳頭に開いた胆管と膵臓の管に，内視鏡を通した細い管を入れて，レントゲン線に映る造影剤を注入して写真を撮ります．その映った管の性状を調べて胆管と膵臓の様子を診断します．内視鏡の準備は，ほかの内視鏡検査と同じです．それに加えて，途中の薬剤追加に備えて点滴を用います．使用する可能性のある薬剤には，胃腸のけいれんを止める薬と軽い鎮静剤があります．

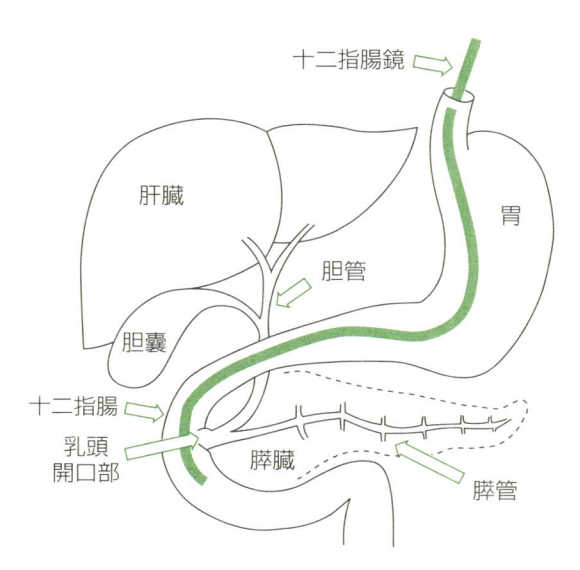

（図：十二指腸鏡，肝臓，胃，胆管，胆嚢，十二指腸，乳頭開口部，膵臓，膵管）

### 3. 副作用の可能性について
　検査には内視鏡検査に関連する副作用と，使用する薬剤に関連する副作用があります．元の病気に影響することもあります．心臓病や呼吸器疾患，アレルギー症，常用薬などがあれば，今からでも担当医に申し出てください．副作用には，出血や検査後膵炎が数％に起こり，穿孔や重症膵炎などの重症化に至る頻度は千人に一人とされています．副作用の発生時には，その回復に最善を尽くすことをお約束します．なお，管の開口部の性状など種々の理由により5％ほどに検査ができないことがあります．

### 4. 内視鏡的逆行性胆管膵管造影検査の留意事項
　この検査は，上部消化管内視鏡検査と同じ手技ではじまりますが，時間もかかり，あなたの負担は大きくなります．副作用も，胃十二指腸内視鏡検査より多くあります．担当医は，それら不利益を鑑みても，行うことの利益が大きいと考えています．検査を断ることもあなたの自由で，その場合はこの検査結果なしにて判断することになります．

　私は，担当の＿＿＿＿＿＿＿医師から，検査の目的，手技，得られる利益と起こりうる副作用，そのいずれも検査を受けてみなければ確定的でないこと，検査を受けない場合の診療方針の説明を受けました．それらを理解したうえで，質問と再考の機会も与えられ，その結果，私は自由意思から同医師が内視鏡的逆行性胆管膵管造影検査を私に行うことを了承します．

署名人 ＿＿＿＿＿＿＿＿＿＿＿＿＿＿＿＿　　日付 ＿＿＿＿＿＿＿＿＿＿＿＿＿＿＿＿

保証人 ＿＿＿＿＿＿＿＿＿＿＿＿＿＿＿＿　　日付 ＿＿＿＿＿＿＿＿＿＿＿＿＿＿＿＿

ERCPのみを描いているが，実践では乳頭切開術や結石除去術についても説明を加えて同意書とすることもできる．それぞれの施設により，使いやすい書式にして用いる．

## 6 | 手術に向けて

再検時の EUS 検査では，占拠性病変の周囲は 5 mm 以上の健常膵組織に覆われている，すなわち根治術が十分に可能であろうという結果であった．造影 CT 所見も同様に切除可能であろうという所見であった．

その時点で，手術という選択肢について，外科医の意見を聞いてみようと消化器外科を受診した．同じ病院内なので，正式なセカンド・オピニオンにはならないが，可能性のある選択肢についてその専門職から意見を聞くのは最終決断に役立つ．

▶▶ ☑ 「治療する」を「治癒する」ととる患者が多いことに留意する

外科医はそれまでの検査結果などを参照して，「手術の適応があること」また「手術する側としては血管系の情報があればなおよい」との意見を患者に伝えた．外科への来診から戻ってきた患者と相談して，血管造影検査を行った．造影剤の同意書は前にとってあるので，クリニカル・パスを用いつつ手技について詳しい説明をして同意書を得た．血管造影検査でも，圧排像などの異常はみられず，とれるであろうという結果であった．患者には，検査の結果を説明しつつ，手術の選択肢について話し合った．

D 最終診断というのは，細胞をみたうえでのことになるのですが，経過と検査結果から膵臓腫瘍，多分膵臓がんであろうとして治療方針を決めていいと思います．

P がんですか．決まったわけではないとはいっても，ショックです．

D どうしても，悪いほうへと考えてしまうんでしょうね．

P 糖尿病もあるし，これからどうしたらいいのか……

D 何も考えられないかもしれませんが，次に打つ手を一緒に考えましょう．もし，手術するのであれば，早いほうがいいでしょうから．

P 手術すれば治るのですよね．

D その可能性が高いと思います．検査結果も，とれるだろうと 8 割，9 割の確率でいえるということですし．

P でも，とれないこともあるんですよね．それなら，手術しただけ損することになるし．

D 確かに．それなら，はじめから手術しないで，状況をみて，症状を抑える治療，緩和ケアというんですが，それをするとかの選択肢もあります．どちらが適切かは，結果をみての話になるので，その前に決めるのは確かに難しいですよね．

P 手術しなかったら，どうなるんですか？

D このところの経過をみてもおわかりかと思いますが，このままおいておいたら，わずかずつ大きくなっていくと思います．膵臓がんについてはあまりデータがないのですが，ほかの消化器がんと同じとすれば，ごくごくおおまかに，体積が 2 倍になるのには 1 年間くらいかかるでしょうか．体積なので，写真でみる直径ではわずかでしょうけど．ですから，経過をみるだけにするなら，症状がないうちなら，半年に 1 度くらい，どうなっているかチェックしていきます．症状が出たら，たとえば痛みであれば，痛み止めとかの治療をするようになります．そんなときは，状況によって様々な治療もあるし，今，手術しないなら，後は勝手にということではありませんよ．その後の状況をみたり治療したりと，私はずっとおつきあいします．

Ⓟ 手術すればとりきれるんですよね．
Ⓓ その可能性が高いと思います．治癒の可能性ですね．ただ，膵がんに根治術が目指せると術前に思っていても，実際にはとりきれないことも結構あるのが実情なんです．そのあたり，決断は難しいですよね．ただ，とれなくても，手術しても損だけということではありません．細胞を採ることができるので，その後に抗がん剤治療を計画するうえで有益な情報を得ることができます．
Ⓟ 丸っきり，損というわけでもないか．
Ⓓ ただし，あらかじめ知っておいてほしいことがあります．実は，きれいにとれたとしても，見えない小さい病変がリンパ節や肝臓にあって，再発したりして経過が悪いことが結構あるのです．
Ⓟ きれいにとれたとしても，結果が悪いなんて．でも，そんなことって少ないんでしょう．
Ⓓ （無言）
Ⓟ 多いんですか？
Ⓓ 一昔前のデータでは，そのほうがほとんどだったのです．5年生存率といって，一応，大丈夫だろうとなる期間を迎えられる患者さんは，きれいにとれたと思われた患者さんで5％以下でしたね．膵がんの手術が難しいゆえんです．最近は，さすがに以前よりよくなってきて，5年生存率は10％くらい，組織学的にもきれいにとれたときで20〜25％なんです．手術がうまくいったとして，それくらいなんですよ．
Ⓟ とてもむずかしいんですね．
Ⓓ ですから，きれいにとれたとしても，追加の抗がん剤治療が勧められているのです．また，手術でとれなかったときの話ですが，ある程度の効果が報告される薬もありますし，そんな抗がん剤治療法をとることもできます．あとは，症状と相談しながら，糖尿病の治療とともにやっていくことになると思います．今後の話になっていますが，今までのところでご質問はないですか．何でも結構です．
Ⓟ 何でもっていうことですが，何でこんな病気になってしまったのですか．どうして，がんができたのですか．
Ⓓ がんということで，何か気になることがあるのですか．
Ⓟ タバコを吸っていたし，お酒も飲んでいたし，思い出したけど，親類にがんもあったし，自分で注意していたらよかったのかな，って．
Ⓓ タバコとかお酒が関係すると，確かにいわれていますね．遺伝は関係ないと思います．極端には，糖尿病の薬も関係するなんていわれていますし，どれも確定的でないですね．治療薬が関係するといっても，治療しないわけにいかないし，がんのできかたは，結局，わからないというのが正解でしょう．

> **Column　生存率の考え方**
>
> 　5年生存率が10％，あるいは90％とは，本人が5年後に生存している確率を示す．生存率は，多数の症例を集めた結果をまとめた値である．ある治療法によって生存する可能性を示すので，複数の治療法を比較して選択する目安になることは確かである．しかし，患者本人にとって生存の可能性は，0％か100％の二通りの結果しかない．したがって，患者には生存率の多寡に神経質になるより，定期的な観察を怠らないといった現実にできることを地道に遂行することを勧めたい．

P 今さら，原因をいってもはじまらないし，ちょっと，考えさせてもらいます．青山先生とも相談したいし．
D そうしてください．青山先生には詳しい報告を送っておきますので．

## ▶▶ ☑ いっときに医療方針を決める必要はない

　2週間後の診察に患者は家族とともに訪れて，手術をすることを伝えてきた．その決定にあたっては，とりきれないことも考えられるが，その場合でもまったくの損だけではない（細胞を採れる）こと，うまくいったとしても4～5人に1人の成功率であっても，やらないままダメになるのは性に合わないし，悲観的に考えても仕方がないとなったのが大きな理由という．

　そこで，根治手術ができたと判断しても予後が悪いのが膵がんなので，抗がん剤の治療をすることも含めて消化器外科に転科して手術の同意をとり手術を行った．

### 7｜手術と術後抗がん剤療法

　腫瘍は直径2 cmで，血管侵潤もリンパ節腫脹もみられず，肉眼的には根治手術になった．病理組織も腺癌で断端マイナスで組織的にも根治手術となった．術後化学療法目的で消化器内科に再入院となった．

## ▶▶ ☑ 4～5人に1人の成功から「自分はその1人」と解する人が多い（当然だが）

D 手術は成功してよかったですね．きれいにとれたようですし．
P ありがとうございます．でも，まだ4～5人に1人のなかに入らなければ成功とはいえないといってましたね．化学療法，抗がん剤が必要なんですね．
D そうですね．抗がん剤には結構副作用が多いので，詳しい説明をします．それに，いまだ実験的治療といってもいいくらい，確立されたものではないのです．抗がん剤は使わないほうがいいという医師も結構いるくらいですから．それで，得られる可能性のある利益と副作用などの不利益を天秤にかけて，最終的に決めてもらいます．利益が高いと確定しているなら，私も強力に勧めるのですが，報告されている利益はわずかなのです．それをどう考えるかは，やはり患者さんでないと決められないので．

## ▶▶ ☑ 化学療法への過大な期待は禁物である

　ここで，日本膵臓学会膵癌診療ガイドライン2009年版[13]とアメリカがん協会の指針[15]から，膵がんに対する抗がん剤治療の情報を提供した．内容は，提案した治療の目的，手順や方法の詳細，治療の前，最中，後に経験すること，および得られる可能性のある利益と発現する副作用，その治療をしない場合はどうするのかについて，治療レジメそれぞれの詳細である．

　使用する抗がん剤の第一候補はゲムシタビンである．患者には，予測される利益と治療に伴う制約や副作用についても説明した．また，放射線療法を組みあわせる手法や，ほかの抗がん剤を併用する方法もあることを説明した．ただ，放射線療法は治療中に制約を受けること，報告された生存期間の延長はあるものの，その期間は入院期間と同じであること，抗がん剤併用療法はいずれも試用であることなどを伝えた．それらのうえで，ゲムシ

タビンが推奨される．ただし，その利益はわずかであり，それに意味を認めるか否かを判定できるのは純粋に患者のみであると念押しした．

結局，患者はゲムシタビン治療を選択して，大過なく終了した．その後，青山医師のところで糖尿病の治療をしつつ，経過観察に入った．

> **Column　膵がんに対する化学療法**
>
> 　膵がんへの抗がん剤の第一候補はゲムシタビンで，術後補助化学療法に推奨される．本剤には，プラセボに比して生存期間の延長が観察されている．ある報告では，生存の中位期間は，ゲムシタビン群が22.8か月であるのに比してプラセボ群は20.2か月であった．5年生存率は前者で21%，後者で9%である．NNTでみると，利益を得たのは10人に1人であった．ゲムシタビンには，副作用が少ないという利点がある．スケジュールは，術後6週間以内に第1回，その8日後と15日後に第2回と第3回，その後は4週に1回，治療に要する期間は全体で半年間である．

## 8　事例のまとめ

　診療にあたっては，診療の流れに従い，そのつど，誠実に嘘偽りなく対応することが大切である．この事例では，外科医による手術に関するインフォームド・コンセントには触れていないが，その場面ではかなりの時間がかかるであろう．しかし，診療の個々の場面では，それほど時間がとられるわけでない．

### ▶▶🚫 患者には誠実に対応する（決して嘘をいわない）

　大切なのは，個別の段階で患者の理解を確認しつつ進めることである．第1章の表6（p.28）に示した患者の理解度の確認は，それぞれの対話のなかにみられたことがわかると思う．ただし，ここに示した例では，患者が1回の説明で理解したようになっているが，多くは繰り返し説明が必要になるのが実態であろう．その分，確認の過程も多く必要になってくる．

　医療の目的の確認は，治癒を目標としていたので，比較的簡単であった．ただし，手術の同意を得るときのインフォームド・コンセントでは，第1章の表6（p.28）と表7（p.30）にあるいくつかの項目を参照し，確認しながら進むことになる．そして，最後の場面では，「あなた（方）が選んだ方針が最善です」と伝えることが，最終的な確認になり，また後の後悔を軽減するためにも大切である．

　膵がん患者の診療には，医学の不確実性が典型的に現れる．膵がんを疑って精密検査を行っても診断がつかないことがある．そして，根治手術とされても予後が悪いのが膵がんである．再発や緩和ケアの対象となる進行がんに関するインフォームド・コンセントの課題については，悪い情報を伝える際に必要となりうることをまとめた次項において示す．

## Ⅱ　悪い情報を伝えるには配慮が要る

　前項では膵がん患者におけるインフォームド・コンセントの例を紹介した．基本的に，診療の流れに沿って事実を説明していく．一時に真実を伝えるにあたっても同様である．

### 表12 がんと告知された場合の患者の関心

①予後，つまり，今からどれくらいの年月生きられるか
②病気の進展，これからどうなるか
③治療の副作用
④治療法，およびその具体的なこと
⑤がんはどうしてできるのか

診療の各過程は，医師が患者に尋ねるなりして患者が知りたい内容を理解し，医師が情報を提供する過程で，受け取る情報の内容と質・量は患者が決めるという形式で進行していく．医師は情報を提供するが，どこまで知るか決めるのは最終的には患者ということになる．告知を望まない患者やある程度まで知りたいという患者などにも臨機応変に対応できる．

## ▶▶ ☑ 多くの患者は治療法より治療の副作用に関心が向かう

悪い情報，がんと告知された場合の患者の関心を表12に示す．多くの患者は，まず今からどれくらいの年月生きられるかに関心を寄せ，また治療法より先に治療の副作用を気にする人が多い．患者のはじめの関心事に十分に配慮することが，後の対応の適否に関連する．本項では，はじめに対応に苦慮した事例を示し，前の事例には現れなかった，あるいは十分に描き切れなかった告知にまつわる課題についてまとめる．

### 1 事例：対応に苦慮した進行膵がん患者

患者は73歳，女性で膵がん．心窩部不快感のため，近医で胃内視鏡などの検査を受けた．検査の結果は異常なかったので，心配ないといわれていた．そして，胃炎の診断で薬を内服していたが，半年経っても改善しない．そのうえ，背部痛も出現してきたため，大学病院の消化器内科に紹介された．CT，内視鏡的逆行性胆管膵管造影，MRI検査の後，膵頭部腫瘍と診断された．

当初，患者には「良性腫瘍の可能性もあり，比較的容易に切除できるであろう」との見通しが伝えられた．ところが，造影CT，超音波検査（US）と血管造影の結果，門脈に浸潤した進行膵がんと判明した．

その時点から患者に詳しい説明をすることは避けられ，患者には「良性腫瘍だが切除できない可能性が高い」と伝えられた．家族には，「①技術的には切除は可能だが，長期生存の可能性は低い，②切除したほうがよいか，切除せず抗がん剤と放射線治療のみを行うほうがよいか，臨床試験をしている段階である，③何もしないで退院して自宅で過ごすほうが，結果的に最もよい可能性がある」と担当医から説明された．夫は「何としても治して連れて帰りたい」との非常に強い思いがあり，早期退院には反対した．

本人は「切除できないなら手術はいや」とし，家族は「治らないなら手術はいやだが，何もしないのもいや」という．本人もほかの治療法を希望したので，いくつかの選択肢のうち，患者と家族は放射線と抗がん剤フルオロウラシル（5FU）の併用治療を選択した．治療は順調に進み，痛みも就寝前にブプレノルフィン坐薬1個のみで制御された．しかし，治療開始3週間目のCT検査で，肝臓に転移が確認された．

担当医から家族へ「予後を決めるのは肝転移であろう」と、治療法の変更が提案された。簡単な説明の後、5FUの増量と、新たな抗がん剤（シスプラチン）が少量追加された。しかし、副作用が強く、2日間で体力を消耗してしまった。予想外の副作用に、患者と家族、特に患者本人は担当医に対する不信感を募らせ、不安・怒りをあらわにした。

ゲムシタビン治療の可能性も考慮されたが、結局、抗がん剤は中止し本人・家族の「照射だけは終了して帰りたい」との希望で、原発巣に対する放射線治療のみは再開された。その後も肝転移は増大した。患者は自宅へ帰ることを強く希望していた。しかし、夫や家族は「治ってから連れて帰る」として、またすべての事実を告げるのには強硬に反対した。ただ、患者の希望があるので、放射線治療のスケジュールが終了した後、在宅医療へ移行する手続きを開始した。しかし、往診医・訪問看護の手配や中心静脈栄養法（intravenous hyperalimentation：IVH）用の皮下ポート埋め込みなどの準備中に症状が悪化して、退院できないまま数日後に死亡した。

## 2 面談する前に準備すること

### 1）あらかじめ準備することで理解を深める

▶▶ ☑ **告知法に王道はない（医療全般にいえることだが）**

がんという致死的疾患を抱える人に対して、「これをやれば大丈夫」あるいは「完璧に事を成し遂げよう」と考えない、つまり「告知法に王道はない」とする姿勢が大切である。たとえば、初診時のアンケートに「知りたくない」と答えていても、患者に知る権利があることは否定できない。したがって、後で患者に「知る権利を侵害した」と訴えられたときに、初診時の意向があったという医師側の言い訳は通用しないであろう。そのつど、確認しながら進めることが大切である。

また、あらかじめ患者がどの程度まで病気について知っているかを知ることが大切である。前医がいれば、どのように説明されていたかを知る必要がある。患者本人には説明しなくて（あるいは嘘の病名を告げ）、家族に説明するのが一般的なため、本人と家族とで理解している内容が異なることも多い。したがって、機会をつくり個別に聞くような工夫も必要となる。なお、前医の診療について結果論から批判することは、引き続く診療の利益にならない。

▶▶ ☑ **説明の時間が限られるなら、あらかじめそのことを説明しておく**

悪い情報を伝える際には、時間は余裕を十分すぎるほどにとって、途中で邪魔の入らないように準備しておく。場所は、プライバシーの保てる所を選ぶ。大部屋や廊下では話さない。シャウカステンなど説明に必要な設備の整っている静かに話のできる部屋を用意する。

なお、家族や看護師が同席していれば、患者と相対する方向ではなく、患者の側に座るようにする。悪い情報を伝えるのは医師で、家族や看護師は患者の支えになるように位置を設定するわけである。ほかに同席予定者がいれば、必ず前もって患者の同意を得るとともに、彼らを患者に紹介しておく。

説明の前に導入として、「今日、わざわざお呼びしたのは、とても大切なことをお話しす

るからです」，あるいは「はじめにお断りしておきますが，重要なことをお話しします」などを入れる．一般に，情報を伝えて理解してもらう場合には，これから何をするのか，何を話すのかをあらかじめ示して，それから具体的項目に入るようにするほうが，具体的項目にはじめから直接入るよりはるかに理解が深まることが知られている．

### 2）事例への反省

事例では，当初の「良性腫瘍の可能性もあり，比較的容易に切除できるであろう」との見通しが後に対応が困難になった大きな要因であろう．患者本人への告知が控えられた理由にもなってしまった．そのため，「侵襲的治療はしないで退院して自宅ですごすほうが，結果的に最もよい可能性がある」という説明も，本人と夫には通じなかったのであろう．そして，夫が最後まで「何としても治して連れて帰りたい」と固執した理由にもなった可能性がある．

▶▶ ☑ **予想が甘いと，患者と家族から誤解を受けやすい**

このように，当初の甘い見通しも誤解への要因となる．一方，厳しすぎる見通しを示すことは脅しになってしまう．膵がんが疑われたなら，通常，甘い見通しを説明することはないが，この事例では手術へ誘導したいことも甘い誘導をした理由の一つであろう．手術の可能性も含めて，順序立てて説明すること，ありのままを伝えること，そしてその前にどんなことを説明するのかを話しておくことが理解を深める．「予想外の副作用に不信感を募らせ，不安・怒りをあらわにした」ことも，シスプラチンなら予測できたはずである．説明が十分でなかったことを示唆している．

この事例では，「膵臓腫瘍にも種類があります．それらについて，またそれぞれについてどういったことができるのかなどについて説明します」というように，本題に入る前の話題からはじめたほうがよかったであろう．そして，医療の目的について詰めることが何より必須のことであった．

経緯からみて明らかなように，治癒医療と緩和医療に関することさえ，患者・家族と医療者の間で話し合われた様子はない．第1章の表6（p.28）と表7（p.30）にある項目を参照して理解度と治療目標を確認すれば，足りないところもわかったであろう．患者と対話しながら説明を続けていたならば，進行がんと判明した時点でも，真実告知が継続できた可能性が高いし，医療の目的についても確認できたであろう．

## 3 患者への気づかい

### 1）患者の不安に共感する

外来での初診の患者，あるいは紹介患者でそれまで事実を知らされず不安のただなかにいる人，診療していた患者にはじめて転移を告げるときなども診療の流れに沿って説明を続ける．

▶▶ 🚫 **告知直後を除いて，告知はがん患者の生の質（QOL）を悪化させない**

患者の受け止め方や反応を的確に判断しながら，言葉を選んで話を進めていく．がんと告げると，患者は言葉では言い表せないほどの大きなショックを受ける．頭の中が真っ白になり，その後の会話をまったく覚えていない患者も多い．はじめは比較的冷静に受け止

め，後にショックが訪れることもある．告知は患者診療のごく一部で単なる通過点にすぎず，今後どうするかという重要な案件を次に相談しなければならない．その後引き続く会話を円滑にするためには，患者のこれらの受け止め方に応じた対処をする必要がある．

対話にあたっては，患者の関心事や疑問点を聞き出し，確認しつつその点に注意を向けると会話がスムーズに進む．つまり，ときどき話した内容を繰り返してもらって，前に話したことが頭に入っているかどうか確認しながら話を進めていく．場合によっては，途中で切り上げて，また日をあらためて続きを話すことも必要となる．

会話の最後には，必ず「またお話ししましょう．それに何かわからないことや，聞きたいことがあったら，いつでも，どんなことでもいいですから，私をお呼びください（聞きにきてください）」とつけ加える．すなわち，「決して見放したりしません」という姿勢を言葉で伝えるわけである．

はじめから告知を拒否する患者には，患者の意思を尊重して家族など代理人に説明する．告知に消極的であったり，告知を希望して話を進めたが途中で「もう結構」という患者もときにいる．患者がある段階より先のことや一定のこと以上の詳細を聞くのを望まないなら，聞きたくないことをむりやり押し込むようなことはしない．告知の会話は途中で中止して，あとは病状や病態，治療などについて話を進めていく．がんそのものについては聞きたくない人も，それ以外については詳しい説明を望むものである．

いずれにしても，「聞きたくないですね」あるいは「いい話じゃないですね」などと確認しながら話を進める．そうすると，患者の気は変わることもあるので，折々「話の続きはどうでしょうか」などと聞いてみることも必要である．

> **Column　電話で重大事項は伝えない**
>
> 救急施設に搬送された患者が死亡した際，家族への連絡にあたって，たとえば死亡を伝える場合は「重大な事態だ」と，現実の事態より1または2ランク抑えて伝えて，最重要なことは来院してから伝えるといった配慮を要する．そのほうが，後々の家族の立ち直りによい影響を及ぼすことが判明している．人は，悪い情報を受け止めるには準備が要るのである．

### 2）事例への反省

進行膵がんと判明してから，患者と家族には，インフォームド・コンセントに求められる選択肢について説明された．途中までは内容的に問題ないと思われるが，不治性について本人への真実告知を控えてしまったのは決定的な誤りである．年齢が一つの要因になっていたのかもしれない．高齢者への告知は，父権主義（パターナリズム）の立場から差し控えられることがあるが，それがいい結果をもたらすことはない．

### ▶▶ ☑ やや控えめの情報から開始したほうが理解しやすい

選択肢の説明は適切であっても，夫の「何としても治して連れて帰りたい」との思いをみると，夫は状況を理解していなかったことがわかる．インフォームド・コンセントに関する研究で，「患者で医師の説明を理解している人は少ない」というものがある．それらの研究の結論は，「説明の仕方に工夫がいる」であった．しかし，人は理解できることは理解できるが，ある程度の基本的知識がすでに存在していないと，たとえ説明が適当でも理解

できないものである．問題は説明の仕方ではなく，理解されるために必要な説明の技能である．

すなわち，本人の既存の知識，認知能力とその程度を踏まえて，理解の段階から順序立てて進めなければならない．この過程があってはじめて人は物事を理解できる．「治りたい」に関しては，本人と家族の治りたいという希望を受け止めたというメッセージが本人たちに伝わることが必須である．そのうえでなければ，患者と家族は治らないということを受け容れられない．

事例では，夫の「何としても治して連れて帰りたい」という思いを認める必要がある．具体的には，言葉で「何としても治してあげたいですね」と伝えなければならない．次いで，そのためにできることを相談する．そして，その次の選択肢の説明として，治らなかったときどうするのかに移るようにする．最善の選択肢が"手術しない"であっても，ほかの治療の選択肢も含めて説明する．

この事例では，治療を選んだが，決定するのは患者（と家族）であり，医師はそれに対して良質の医療を提供するのが責務である．いったん，患者と家族が方針を決定したなら，その方針が最善の決定であることを彼らに伝えて，その方針を支援することが望ましい．

> **Column　がん患者の自殺念慮**
>
> がん患者には自殺念慮が生じるが，がん以外の疾患より自殺念慮が高頻度に生じるというデータはない．ただし，健康な人よりは高頻度に自殺念慮が生じることは事実であり，また初診時より再発や転移を告げられたときのほうが起こりやすいこともわかっている．いずれにしても，患者のケアにあたって留意が必要である．

## 4 | 進行がん，不治性がん患者への説明

### 1）進行がん・不治性がんの告知

悪性にも悪性度があって，進行の早さや転移の有無などから臨床的に悪性度を判断しなければならない腫瘍にもしばしば遭遇する．進行がんでも治癒の可能性が残されていることもかなりある．すでに進行していて手術ができないときには，ほかにもいくつか治療法があり，それらによって，治すことはできなくとも，症状をよくすることができると説明する．

▶▶ ☑ **常に明るい言葉を選ぶよう表現を工夫する．**

希望がない状況でも，患者が表明する希望を絶つような説明はしない．進行がん患者にも緩和医療（ケア）をはじめとして，その時点でも患者に有用な医療が存在する．そういった状況で「治療法がない」は，ある意味嘘をついていることであり，患者を大きく傷つける．

進行して治癒不可能のがんを抱えていても，「治りたい」「治すためならどんなことでもする」というのが患者である．それに対して，「治りません」「無駄です」と応えるのではなく，まずは患者の希望・思いを受け止める．すなわち，「治りたいですね」と，患者に治りたいという希望があることを受け止めたことを言葉で患者に還す．そういった傾聴し共

感を示す"確認"を繰り返しつつ，誠実に対応する．

　情報が悪いニュースであるだけに，患者には信じたくないという気持ちが必ず生じる．説明に納得して理屈では理解しても，患者自身のどこかに信じたくないという気持ちがあるし，そうであっても治りたいという希望がある．ここで，患者を追い込んだり，理解するよう情報をむりやり詰め込むことはしない．診療する過程で徐々に理解してもらえばよい．

　進行がんの場合には，対症療法のみで過激なことをしないほうが，かえって一般状態や予後が良好である場合が多い．今後の方針を相談するにあたっては，それらの利益と不利益を患者の希望を入れながら冷静に判断する必要がある．「治らないこと」を受け容れるか否かはあくまで患者なので，それに寄り添うのが医療従事者の仕事である．そのうえで，致死性がみえていても「治りたい」という希望を表明する患者にはスピリチュアル的苦痛として対応する．

　なお，説明後は，看護師や家族から患者の受け止め方，反応および理解度を確認しておくことが大切である．患者は，医師にはいいにくいことも看護師には打ち明ける．したがって，看護サイドからの情報が貴重であり，常に連絡を密にしておかなければならない．

> **Column　スピリチュアル的苦痛**
>
> 　健康とは，身体的，精神的，社会的およびスピリチュアル的に良好な状態である．命が脅かされる病にかかると，それら健康面が危機に陥り，患者は痛みなどの身体的苦痛，落ち込みなどの精神的苦痛，家族や仕事への気遣いなどからの社会的苦痛にさいなまれる．そして，生きる意味への疑問や愛する人とのつながりが断ち切られることによるスピリチュアル的苦痛を覚える．それらを全人的苦痛（total pain）と表し，がんなどの致死的疾患にかかった患者には，いずれの側面にも心遣いする全人的ケアが求められる．スピリチュアル的苦痛に求められるのがスピリチュアルケアであり，詳細は拙著『患者・家族の緩和ケアを支援するスピリチュアルケア』（診断と治療社，2008年）を参照願いたい．

## 2）事例への反省

　患者と家族は，「何もしないのもいや」として放射線と抗がん剤の併用治療を選択した．その成果があって，痛みも軽減した．しかし，がんそのものへの効果はみられず，肝臓転移が確認された．通常どおりの経過といえるが，患者と家族にとっては期待に反する結果であった．医療行為の目的を患者・家族と医療者の間で詰めなかったために生じた行き違いが大きな要因である．

　また，担当医の「予後を決めるのは肝転移であろう」との説明で治療法の変更が提案されたが，そこでも患者も家族も大きな期待をもったことと思われる．逆に，医師にとっては，多少の時間を稼げれば大成功といった程度の予測であろう．両者の思いのすれ違いから，追加の化学療法の副作用と体力の消耗に，患者・家族は担当医に対する不信感を募らせたわけである．

　「治療する」という医師の言葉だけで，患者にとっては「有効である」を意味してしまう．対策は，説明内容に関しては，EBMに基づくことである．医師にはよく知られたことであるが，「奏効率」は臨床的有効性とはほとんど無関係である．しかし，患者への説明には便利であるため，しばしば用いられる．そのあたりのことをきちんと説明しないと，患

者も家族も「奏効率」を「有効率」と誤解してしまう．

　患者側の要因をみれば，医師を信頼しているほどに，「奏効率」を「有効率」と誤解してしまうであろう．一つの対策は，そういった誤解をしているか否かについて確認を繰り返すことである．患者の理解度を患者の言葉で話してもらえば，患者が「有効率」をどう思っているのかわかる．そして，患者が過大な期待をもっているか，冷めた目でみているかを判定できる．ただし，患者側の希望を直接否定することなく，可能なことについて十分な説明のうえに医療を進めていくようにする．

### 事例 16　覚悟せよといわれた進行胃がん患者

　はじめて胃がんと診断された患者は，「末期で手遅れだ．治療法はない．長くもって半年で死ぬ．覚悟するように」と，はじめて会った医師から告げられた．その患者は医師の話に耐えきれずに途中で説明の席をはずし，その後は妻が涙ながらに説明を聞き続けた．

**解説**

　これは患者が点滴中に原因不明の突然死で亡くなる10日ほど前のことであった．ほかにも，「はっきりいいますが，あなたは末期がんです．もう何の治療法もありません．ほかへ移ってください」と説明し，「余命9〜12週間」と書き入れ，さらに「死」と一文字書いて，ぐるぐると何重にも丸で囲むという説明も行われる．アメリカの調査で，患者が傷つけられるのは医師の配慮のない言葉とされるが，日本も同様である．

## 5　予後告知について

### 1）期限つき告知は不適切

　治癒率は高くなったとはいえ，早期胃がんで5年生存率は90％ほどである．さらに，早期胃がん患者は胃がんで亡くなるより，ほかの疾患で亡くなる場合のほうが多い．したがって，がんにばかり気をとられないように説明する必要がある．

▶▶🚫 **期限つきの予後告知をしてはならない**

　がん患者の関心事にあげたように，予後についての質問を必ず受ける．死期が近い場合を除いて，「あと，6か月」などと具体的には告げない．元々，正確な予後の推測は，死の1〜2週間前になってはじめて可能である．月単位で推測するのは不可能なのだから，「あと3か月」とか「あと6か月」などということは，嘘をいうことを意味する．嘘をついてはいけないので，誠実に確かな情報を説明する．

　もし，具体的数字を求められたら，5年生存率などの一般的な数字を提示する．それによって，個人にあてはめるには大きな幅があることも示せるし，正直に「わからない」と答えることができる．なかには，「それでも知りたい」という患者もいる．予後の悪い患者に多いので，その場合は1年生存率で説明を行い，同様に「個人個人で大きく異なるので本当にわからないのです」と答える．医師のあいまいな言葉は患者や家族に「医師は逃げている」との印象をもたれるが，予後がわからないのは真実なのでその点は念押しが必要である．

　筆者は，医師から「あと，○か月の命」と告げられた患者にたくさん出会っている．一様に聞かれるのは「その日が近づくにつれて不安と恐怖は高まり生きた心地がしなかった」

と「いい加減なことをいって」という自分の思いと医師への怒りの言葉である．「あと，○か月の命」の通りに最期を迎えた患者の言葉は，死亡してしまっているのでその「○か月」目に感じた思いを聞くことはできない．しかし，**事例 16** にあげた知人の患者が告知の席を途中ではずしたことから類推するに，「期限つき告知」の医師の言葉に非常に傷つけられていることは想像にかたくない．

"まだ死なない患者" は「医者なんてあてにならない，いい加減な連中だ」と笑い飛ばすことができるが，患者は予後に関する医師の言葉をいつまでも鮮明に覚えている．突然に「がん末期で 1 年の命です．あなたはもう 80 歳だし，十分生きたでしょう．覚悟して死を受け容れなさい．あきらめなさい」と医師から告げられた患者は，正気を取り戻すまで 2 時間ほど要したくらいのショックを受けた．「あと 1 年」にはいまだ 9 か月ほどあるが，その「あと 1 年」という言葉が常に頭に響いているという．

### 2) 配慮のない告知

事例では本人への詳細な告知がないまま，化学療法と放射線療法の併用療法が行われた．また，「照射だけは終了して帰りたい」との希望で放射線治療が再開されたが，予想された通り利益のない結果となってしまった．本人への適切な説明がなされていたら，夫と家族の真実告知への強硬な反対はやわらいだ可能性がある．告知に対する受容は，家族より患者本人のほうが早く適切に理解する．

ただ，そうであっても，期限つき告知は患者本人に害を及ぼす．そういったことは，洋の東西を問わない．がん患者と家族が医師の告知にどのような思いをもったかの調査によると，彼らががっかりしたのは「尋ねてもいないのに予後を伝えられた」「あいまいな情報を告知された」「鈍感な医師による希望を絶つような告知」などである．彼らも日本の患者と同じように「聞きたいし，聞きたくない」といった揺れ動く思いをもっており，それに配慮された告知には満足して，自分の希望によって予後を知った患者は家族との間のコミュニケーションも促進されている．また，民族による違いはなかったという．

患者には，「期限が限られていること」を理解してもらえば十分である．本人の思いと臨床上の期限にはギャップがあるが，コミュニケーションを密にしていれば，おのずからそのギャップは小さくなっていくので心配は要らない．

▶▶ ✓ **患者間の情報交換は医師の説明より役に立つことが多い**

なお，患者同士の情報交換は，医療者が思う以上に深く広い．新規患者にとって，体験した患者による語りのほうが医師の説明よりはるかにわかりやすく助けになる．したがって，患者会など情報交換の機会を捉えて，適切な情報の広がりを支援することが望ましい．

ただし，逆に，不適切な情報に振り回される患者も多い．そこで，患者の体験を有効に利用する取り組みとして，イギリスはオックスフォード発のヘルストークオンライン（Healthtalkonline）がある．これは，患者の語りのなかからほかの患者にも有益な情報を選択し，それらを患者本人に語ってもらった音声映像をインターネットで流している（http://www.healthtalkonline.org/）．こういった取り組みは，専門医の監修を経ているので不適当な情報はない．日本においても『健康と病いの語り ディペックス・ジャパン』として活動をはじめている（http://www.dipex-j.org/）．

> **Column** インターネット時代の医療情報の扱い
>
> この情報化時代にあって，医療情報はインターネットにあふれている．診療指針や薬剤の副作用情報はインターネットから誰でも取り出せる．それら医学情報について，医師より患者・家族のほうが詳しいといった事態も生じ得る．ただ，インターネット上の情報は，医師や医系学会が発信しているものも含めて玉石混交である．ヘルストークオンラインのように信頼できる情報源は少ないかもしれない．そういった状況こそ，医師の真の能力が発揮できるであろう．

## 6 誰にとってもむずかしい受容

### 1) 死に直面して患者は心理的・精神的症状をきたす

がん患者は，初診から終末を迎えるまで，診断，再発，転移，致死性の認識など，はじめに診断を受けたときに匹敵あるいはそれ以上の強いストレスを受けて心理的・精神的症状をきたす．患者にはストレス反応が生じて，「拒絶」から「怒り」，「交渉」，「抑うつ」，「受容」という一連の反応を示す．それらはまた，ストレスに対する順応反応でもある．

それらストレス反応に対しては，そのサイクルを経ることが順応につながると理解する．患者と対話するなかで，適応しやすい状態にあるか，適応が困難と思われるかどうか，また順調にストレス反応サイクルを進んでいるかを判断する．大きいストレスの場合，一般に拒絶は数日，怒りと交渉，抑うつにそれぞれ数週間，受容に至るまで数か月の期間を要するとされる．

そういった際の支援の基本は，不安や恐れ，抑うつも含めて傾聴と共感である．そのほか，スピリチュアルケアも含めて，患者を支援する具体的方法については，前著[16]に詳しいので参照してほしい．

### 2) むずかしい受容への対応

不治性を受け容れることは人にとって非常に困難である．「ホスピス」という言葉にもそれが現れている．2006 年 1 月の NHK スペシャル「日本のがん医療を問う」では，「"ホスピスに行け"は，見捨てられたことを意味する」とホスピスを拒否する患者が目立っていた．

ホスピスは，ほかの病院に比して質の高い緩和ケアを患者・家族に提供している．悲嘆ケアも行われ，ホスピス・ケアを受けた家族はより満足度が高いにもかかわらず，多くの患者はホスピス・ケアを受けたがらない．そして，ホスピス・ケアを受けるとしても末期になってからである．これには人種や文化を問わない．

その最大要因は医師が患者から希望を奪うことなく，患者に予後が悪いこと，そして治癒医療の選択肢が限られているという事実を伝えられないことにある．患者を害するような告知も行われるのが現実である（**事例 16**）．その結果，患者と家族が予後不良を受け入れられないで，治癒医療や過剰な医療行為を望んでしまう．

したがって，ホスピスの説明には配慮を要する．先に患者の希望やニーズ，目標などを確認してそれらを医師も受け止めて理解したと，患者側に伝わった後になってから行う．その会話には，情緒的支持も含めて共感的な態度が必要である．今でも，ホスピス紹介は「見捨てられた」とか「死ぬところ」ととられるので，少しでもそういった否定的感情が高まることを避けるための対話術である．

著名なホスピス医，ティモシー・クイル医師は，不治性を受容するための3つのシナリオ，「末期でも治癒医療を望む患者」「ホスピスの適応にあるが予後が確かでない患者」「ホスピスが最善の選択肢にある患者」をあげて，対応のコツを紹介している[17]．

すなわち，「末期でも治癒医療を望む患者」には終末期のことを話すのが困難であるが，医師は病気の進行と療養の目的，ホスピスも選択肢にあることを説明すべきである．患者の「治りたい」希望を確認して認め，同時に「将来的には」という選択肢の一つとして，病気が進行してからではなくまだ余裕があるうちにホスピスについて話し合っておくのがよい．「ホスピスの適応にあるが予後が確かでない患者」には，当面可能なケアを提供し，ホスピスへの準備も進めておく．

「ホスピスが最善の選択肢にある患者」では，医学的な評価を適切に行い，患者がどう理解しているかの確認，ケアの目的を定め，患者の希望と恐れなどを確認する．会話は「それができると保障したいと思いますが……，それはできません」といった方法が役に立つ．非現実的な目標を有する患者・家族の計画と期待を修正する必要があるが，そのためには患者の状態の確認と共感，支持が必要である．最終的にホスピス・ケアへと希望が一致するには時間が必要であり，医師はそれを待たなければならない．

ホスピスについては，患者の状態や目標，ニーズを確認しながら，患者と家族のニーズと目標を達成するために適していることを説明する．患者と家族に理解してもらう必要があるので，この部分は論理的な対話が望ましい．ホスピスにも違いがあり　ホスピスが最善でないかもしれないことも伝える．それらの対話を経て，ホスピスが選択されたらホスピスを紹介する．

これら三つのシナリオをみても，人が不治性や予後が悪いことを受容するのは困難であることがわかる．結局は，その対応に「王道はない」ことを確認したことになる．クイル医師も，患者の希望やニーズ，目標などを確認してそれらを医師も理解したと患者側に伝える大切さを述べている．最後には，どの選択肢を選んでも，その後も支え続けますと伝える．

## Ⅲ　インフォームド・コンセントと家族ケア

患者の家族は，患者と同様に困難なときを迎えている．精神的な影響だけでなく，患者の存在は家族に社会的・経済的に大きな影響を及ぼす．一方，患者のケアに参加したいと願っている家族も多い．患者の治療やケアの方針決定にも積極的に参画し，実際に患者をケアすることは，後の悲嘆の経過によい影響を及ぼす．

逆に，ここで不満をもったり，罪の意識をもったりすると，悲嘆が長引いたりして，家族にとって不幸な結果に至る．家族には単純な手伝いのみではなく，重要な部分でも患者のケアをしてもらって，患者も家族も満足できるように医療従事者は支援する．このように，家族はケアする側にあるとともに，ケアされる対象でもある．そのことを踏まえて対応する必要がある．

### 1｜家族ケアの必要性

家族は患者に何もしてあげられないと，罪悪感を覚え，ストレスを感じる．家族は，患

者の死を予期して見越悲嘆にも陥る．望まない心肺蘇生術をみせつけられた**事例17**の妻には，大きな負担になった．また，家族内の生活，たとえば性生活も含めた夫婦生活などへの影響も大きい．あまり公にできない話題とされるので，医療従事者側からの配慮が必要である．

　患者は医療従事者に対してよりも家族のほうが話しやすいため，家族にいろいろ訴えがちとなる．したがって，ケアがうまくいかないと，家族が燃えつき症候群に陥りやすい．それを避けるには，家族ケアを適正に行うとともに，患者の周りの環境を工夫して，家族がケアしやすいように設定する．これは疲れている家族のため，ひいては患者のために二重三重の効果がある．

　また，かつては医療処置を行う間，家族は室外に出された．しかし，家族同席のもとでの処置が広まるにつれて，患者と家族に望ましいだけでなく，医療従事者の措置に差し障りないことも理解されつつある[18]．同席が望ましいことは，無論，小児患者にもあてはまる．

### 事例17　みるに堪えない蘇生術をみせつけられて

　ある高齢者が慢性閉塞性肺疾患の増悪で呼吸不全に陥った．その患者は同様の発作を繰り返しており，次に起こったら呼吸療法も酸素療法も希望しないと意思表示していた．また，心肺蘇生術の拒否を表明していた．ところが，呼吸停止に陥ったとき，医師団は付き添いの妻を病室から出して，患者に馬乗りになって蘇生術を開始した．

#### 解説

　無論，こういった患者に対する蘇生術に成果はなく，妻は患者の死亡を告げられた．窓越しに馬乗りになられ痛めつけられる様子をみせられた妻は，心的外傷後ストレス障害（post-traumatic stress disorder：PTSD）に陥ってしまった．1996年，某大学病院における出来事であった．家族が病室外に出されたのは，家族にみていられると医療従事者が処置をやりにくいという理由があったと思う．実際は，医療措置にもよるが，家族同席のほうが患者と家族の満足につながるので，家族の同席を少しずつでも広げていくことを勧めたい．ちなみに，面会時間を設ける病院が多いが，医療従事者側の一方通行の論理で，面会時間を制限することに正当性はない．

### ▶▶🚫 家族は患者をケアする側であるとともに，医療従事者からケアされる対象でもある

　「家族は患者の世話をするもの」という固定観念が日本にはまだ多い．医療側も，そういった認識にとどまっているのが実情であろう．したがって，患者と同様か，見方によってはそれ以上のストレスが家族にかかることがある．実際には，患者ケアに関して，家族は重要な場面に関与したほうが満足度は高い．重要なケアに関与することは，他方で家族に負担がかかることも意味する．入院でも在宅でも，医療従事者は家族にねぎらいの言葉をかけることがとても大切である．

　また，長期にわたる介護ののちに患者が死亡した場合，介護者には安堵の気持ちとともに，安堵したことに対する罪の意識が生じてくる．十分に介護をしたと介護者が思うことで，介護者の罪の意識は軽減されて生の質（QOL）が高まる．家族ケアにおける傾聴と共感にあたって，心配りが必要な点である．

## 2 | 告知に消極的な家族への対応

　家族が患者本人に悪い情報を伝えたがらないのは，アメリカも含めて万国共通である．「本人に伝えないでほしい」という家族の願いには，「悲しむ姿をみたくない」や「どうしたらいいのかわからない」などの理由がある．これらの理由は，換言すれば，悪い情報に対する順応不全である．いずれも，家族がケアされることを必要としていることを表す．

### ▶▶ 🚫 家族に告知を任せるのは医師の責務放棄である

　これら家族の状況を鑑みれば，家族に先に患者の悪い情報を告げるのは適切でない．ましてや，家族に本人へ告知するかどうかの判断を任せるのは，医療情報説明という医療行為を忌避することで医師としての責務放棄である．患者の情報は患者のものであり，先に患者に（または同席して）告げてから家族に対応することが望ましい．筆者の経験でも，医療情報に関しては患者が家族の先導役になるので，その後の診療に有益となる．

　患者と家族の間に真摯で誠実な関係があることが，患者と家族双方のケアに必須である．それに資するために，患者の思いに応えられるコミュニケーション術を家族に伝える．具体的には，傾聴と共感，その表現型である確認などの数種類のコミュニケーションのコツを飲み込んでもらえれば十分である．医療従事者は家族の揺れ動く思いに共感し，彼らの思いを確認し，患者ケアには誠実に対応することが事態改善につながることを家族に説明する．

　告知に反対していた家族であっても，告知の後に家族の協力は不可欠である．家族の対患者関係については，患者の意思を尊重し，物事を明るい面からみて患者に接するように勧める．患者の一般状態にもよるが，身体的・精神的・知的活動に制限はないことを話し，医療従事者はいつでも支援することを伝えておく．

　なお，告知がない状況下で，仮に患者本人が何らかの意思を表しても，周りから欺かれたうえのことなので患者の真の意思表明にならない．また，その状況において誰かが患者に代わって患者の医療方針を決めることは，患者の人権上できない．まず患者本人に事実を伝えて，適切なインフォームド・コンセントを得なければならない．

## 3 | 告知反対に固執する家族への対応

　告知を拒否する家族には，疎外されて苦しんでいる患者のことを考えるように勧める．患者は周囲の不誠実な対応のために混乱し，みるからに苦しんでいることが多い．告知を拒否する家族に，医師が「（疎外され苦しんでいる患者に対して）今よりひどい精神的ダメージがあるでしょうか」，あるいは「何が，今の状況を招いたのでしょうか」などの問いかけをすることによって，家族が対応を考え直すきっかけにできる．

### ▶▶ ✅ 家族の告知反対には家族ケアで対応し，患者には告知する

　医師が事を尽くしても，家族が患者に真実を伝えることを拒否する場合に，「あなた方がご本人に事実を伝えたくないことは理解しました．しかし，私たちには患者本人に応える義務があります．ご本人から尋ねられたら，あるいは療養上必要な事態になれば，ご本人に事実を伝えます」と断りを入れて，本人に事実を説明する．

まれに，家族の反対にもかかわらず告知して，家族から訴えられることがある．たとえば，埼玉県において，「家族の反対にもかかわらず，告知され自殺」と遺族が医師らを提訴した（2002年5月31日報道）．それに対して，2003年にさいたま地裁川越支部は，「当時の患者の精神状態は告知を禁忌とするほどでない．告知は患者のQOL向上のための転院に必要．告知の方法および告知後の対応等に医師の配慮義務違反なし」と判決を下した[19]．

また，2013年3月4日付の徳島新聞に，「余命告知で治療できず死亡」で医師を訴えたとあった．報道によると，2011年，70歳代の女性が余命数か月と診断され，徳島大病院に入院．子どもたちは余命を知らせないよう病院側に申し出たが，医師が本人に「このままだと数か月．完治することはまずない」と伝えたという．そして，「女性は深夜徘徊など精神的に不安定になり，病院にいるほうが危険だと医師が判断．通院で治療を続けたが，十分な治療を受けられず死亡した」としている．

患者や家族が医師を訴える背景は，医科学的な面からより，医師との間の信頼関係が損なわれた結果であることが多い．がん告知に関する家族からの訴えにも，そういった背景があるのかもしれない．いずれにしても，患者本人への悪い情報の告知に対して，家族の拒否は医療倫理的，法的に根拠がなく，裁判でも認容されることがあってはならない．

## 4 | 家族のケア：高齢者と小児

家族が真実を告げる家族メンバーに制限を加えようとすることがある．特に，子どもや高齢配偶者には真実が伝えられないことが多い．これも日本だけの現象ではないが，疎外された子どもも高齢者も家族が病気になったというストレスに加えて「疎外されている」ということが余分なストレスとして加わる．彼らは情報が共有されないため，事実がわからないまま右往左往する．

それが原因で大きな心理的傷を負う子どもや高齢者が多い．彼らは突然のショックで適応不全を引き起こす．子どもに後々まで大きな問題を残したり，高齢配偶者の老齢化を促進したりなど，悲惨な結果となるので，医療従事者は家族に注意を促す必要がある．なお，高齢配偶者を失った場合などは，遺されたパートナーの各種疾患への罹患率が高くなる．特に，男性においては死亡率も高くなるので，悲嘆ケアの重要な対象となる．

家族が隠し事をしているということは，ほとんどすべての子どもや高齢者に伝わってしまう．したがって，彼らにも壮年齢層と同様に情報を共有することを勧める．具体的には，病状や病態を中心として，現状と関連づけて説明する．それより深く尋ねられたら誠実に回答することが必要である．彼らの不安や質問の裏にある真の疑問を聞き出して，それに対してわかりやすい言葉で説明する．子どもには，子どもの疑問とそれに対する理解度を確認しながら話を進めると，かなり小さい子でも十分に理解する．

> **Column　インフォームド・アセント**
>
> 子どもを対象としたインフォームド・コンセントをインフォームド・アセント（assent）という．法的保護下にある同意（consent）に対して，法的保護下にない保護者の元にある子どもの同意を表すという意味合いからアセントが用いられる．呼称と法的側面以外，両者に違いはない．

## ▶▶ ☑ 真実を共有しないと，隠すことにエネルギーが費やされ，本来のケアがおろそかになる

　患者に真実を伝えていないと，隠すことに神経とエネルギーが費やされて，患者の不満に対応できないことが多い．家族はケアする側というだけでなく，家族としてケアされる対象でもあるため，このようなストレスは二重の負担となる．いずれにしても，患者や特定の家族に犠牲を強いてはならない．患者と家族がすべてを共有し理解することができて，双方にとってケアに望ましい環境ができあがる．医療従事者はそれを支援することが大切であると思う．

## ▶▶ ☑ 認知症高齢者にも誠実に対応する

　認知能に問題のない高齢患者は，インフォームド・コンセントに関して，判断能力のある壮年と何ら変わるところはない．認知能が低下した高齢者も進行した認知症でない限り，通常の対話が可能である．高齢者にもコミュニケーション技能どおりの対応で，高齢者が受け止めたことを確認しながら，難聴などの高齢者特有の状態に配慮しつつゆっくりと説明する．

### 事例 18　何歳から成人とみなされるのか

　16歳の女子で，21歳の夫と同居している．家計は2人の不定期就労により，それぞれの親たちから独立している．患者は，腹痛と高熱で救急外来に搬送された．全身状態は安定し，急性腎盂腎炎と診断された．患者は，医師の説明に納得して，抗菌薬の投与に同意した．医師は，患者は未成年だとして親の同意が必要と伝えた．しかし，患者は，両親へ知らせることを拒否した．この場合，保護者（両親）へ知らせ，保護者の治療への同意を得るべきであろうか？

**解説**

　判断能力のある成人は自律した個人として自己決定できる．しかし未成年の場合は，それに該当しない．何歳から成人と見なされるかは国により異なり，18歳からが多いようである．日本に規則はなく，課題により15〜20歳が相当するであろう．改正前臓器移植法を援用すれば，医療においては15歳と考えるのが妥当と思われる．この事例は16歳であり，保護者の同意は要しないと考えられる．無論，対象疾患と治療行為に重大な懸念があるなら家族に知らせる必要性も生じる．いずれにせよ，患者・家族ケアの立場から，両親へ知らせるよう勧めることが大切である．そのうえで患者が拒否するなら，患者の意思を尊重したい．ちなみに，アメリカでは独立して生計を立てていれば，未成年であっても自律した成人と同等に扱われる．

#### Column　子どもの権利

　子どもも理解能力もあれば感受性もある．自分の病気や家族の病気についても，彼らは敏感に察知する．子どもの権利条約は，「子どもは成人が自分たちに影響を及ぼすような決定をするときに自らの意見を表明する権利を有しており，自分たちの意見が考慮に入れられる権利がある（第12条）」とし，また「情報を取得し共有する権利（第13条）」，「他者の権利を侵害しない限りにおいて，自らが求め実践する宗教を考え信じる権利（第14条）」，そして「プライバシーを守る権利（第16条）」を述べている．したがって，子どもにも，インフォームド・コンセントの理念に則って，その能力に応じた説明をして同意を得なければならない．

## ▶▶ ☑ 子どもに告知できないのは，そのための教育が医師になされなかったためである

　子どもたちは，法的には保護者の保護下にあるとはいえ，実生活上は小児であっても一個人として扱われなければならない．**事例18**に成人とみなされる年齢とそれにまつわる課題について紹介した．15～20歳の患者の場合，患者・家族ケアの立場から，両親へ知らせるよう勧めることが大切である．議論になるであろうが，それくらいの年齢であれば，患者が親に伝えることを拒否するなら患者の意思を尊重したい．

　そして，国際小児がん学会の指針にもあるように，子どもといえども適当な方法で医療情報が説明される必要がある．小児がんを患児本人に告知できないのはひとえに医療従事者に教育と研修がなされていないためであり，その状況下で医療従事者が告知できないのも当然である．したがって，医療従事者に必要なのは小児がんへの理解と，子どもに配慮しつつ告知できるようにする教育である．

　乳幼児は別として，理解力という点において，子どもと壮年齢層の間に大きな相違はない．したがって，年齢に応じた言葉でわかりやすく，病気について説明する．コミュニケーション技能どおりの対応でよく，留意点としては「子どもが受け止めたことを確認しながらゆっくりと説明する」ことである．子どもは重要なことを話されていると理解して，耳を傾ける．その際，彼らの感じたことを大切にして共感を示しつつ話を進めることも，コミュニケーション技能どおりにする．

　なお，小児がんの治療成績の向上はめざましく，いわゆるキャンサー・サバイバーをたくさん輩出している．小児がんでは，彼らに長い人生が待ちかまえている．その間にはがん検診（二次がんの発生のため）を受ける必要もあり，サバイバーにとって自己に関する情報を適切に理解することは重要である．

> **Column　子どもケアの専門職**
>
> 　闘病中の子どもを支援する専門職として医療保育士が子どもたちの様々なニーズに応えるために活動している．おもに入院が対象であるが，病気一般や障害に対して，行われる治療や検査について子どもの理解力に応じたやさしい説明から鎮痛療法やストレスへの対応法，遊びなどの様々な支援を提供して，家族も含めて子どもの療養に役立っている．最近は留学して，イギリスのホスピタル・プレイ・スペシャリスト（hospital play specialist）や北米のチャイルド・ライフ・スペシャリスト（child life specialist）という専門教育を受け，それぞれの国家資格を得た人たちも活躍している．

## ▶▶ ☑ 子どもへの説明は，保護者が適している場合もある

　医療情報の説明は医療行為なので，医療従事者が説明するのが筋である．しかし，子どもに説明するのは，家族，たとえば父母のほうが望ましい場合もある．成人と異なり，患者に第一に伝えるとはならないが，保護者と十分に相談のうえ対応することが求められる．

　一方，成人の患者が「自分の病気について子どもや親に説明する」ことは，患者という立場と父母または子という立場の二つの役割を演じることになるため，かなりのストレスを患者に与える．したがって，患者に配慮を示す必要があり，具体的には有用なコミュニケーション技能を伝えるとともに，子どもや親に説明した後には，そのことを患者診療の

際に話題にして，患者の告知経験とそのときに感じたことなどに共感を示すようにする．

子どもへの告知については，そのような状況にある患者への支援を行っている団体もあるので，そういった情報を患者に紹介することも役に立つと思う．たとえば，『乳腺腫瘍で治療されているお母さまへ』では，乳がん治療を受ける母親が学童期の子どもにみずからの病気を伝えるための支援小冊子を紹介している．本項に示したことなどが具体的に紹介されており，患者の力になるであろう[20]．

> **Column** 死に逝く子と死について話しても後悔する親はいない
>
> スウェーデンの経験では，病にある子が死について感づいていたときに，それについて話さなかったことを親は後に後悔する．話し合った親で，そのことを後悔している親はいなかった．報告者は文化の違いを懸念していたが，今まで知られる限り，悲嘆や告知，患者の反応からは国や文化の違いは表出程度の差にとどまる．ちなみに，成人の場合も，予後不良に関して話し合った家族は，後にそれを後悔することはない[16]．

## 小括

臨床におけるインフォームド・コンセントの在り方を，がん患者を例にとって紹介してきた．順調にいった事例とトラブルになった事例を対比させれば，インフォームド・コンセントの在り方や患者の理解，その確認の重要性がわかると思う．

また，本書でも，しばしば「患者・家族」と一体として扱っている家族の臨床的課題について記した．アメリカ医療が本人のみを対象としているかのごとくいわれるが，家族の思いと家族の扱いについて日本とあまり変わらないこともわかったと思う．

現在の医療は，フランシス・ベーコンやルネ・デカルト以来の「医学は発展し続ける」「医学の役割は生命延長」といった医学思想の忠実な継承者であるアメリカの医療文化に染まっている．患者の状態を問わずに生命延長医療は採用されやすいし，医師としては治療拒否を見過ごすのはつらい．実際，アメリカでは医師は患者の事前指示を無視して延命医療を強行することが多い．延命医療中止の事前指示が認められても，ようやく1/3程度に，それも最後の最後になってから患者の希望が通るのが実態である（在宅医療では患者の意思が通用する！）．

このように，アメリカでは患者の意思がそのまま通るというのは誤解である．アメリカに「原理主義的自律」を信奉する生命倫理学者が多いのは，医師のパターナリズムが横行する医療の実態への反発とも思われる．理念的にはインフォームド・コンセントは患者が決めると明快であるが，その実践に難渋しているのは日本だけではない．患者の自律と自己決定という理念を現実のものにするために，まだまだ努力を要する．

次章においては，さらに臨床において配慮を要することを扱う．部分的には，本章で扱った事柄もあるが，より実践的なインフォームド・コンセントを理解するうえで大切になるであろう．

# 第3章

## インフォームド・コンセントに付随する課題

　第2章では，インフォームド・コンセントの臨床について，具体的に膵がん患者を例にとって紹介した．そのなかでは，順調にいった事例とトラブルになった事例を対比させてインフォームド・コンセントの姿を描いた．実際の臨床に大切な家族にまつわる課題についても記したので，インフォームド・コンセントの理念にある「患者が決める」実践を理解いただけたと思う．

　ただ，トラブルになった事例といっても，臨床上は困難な事態であるが，理念的には「患者が決める」線からそうは外れていない．一方，インフォームド・コンセントの「患者が決める」にあたって，一筋縄ではいかない課題が結構存在する．インフォームド・コンセントの実質化では，そういった課題にも取り組む必要がある．

　本章では，インフォームド・コンセントにまつわるそれらの臨床的課題について考えてみる．インフォームド・コンセントの前提条件となる理解能力（判断能力）や前章にも言葉が出たセカンド・オピニオンなどが扱われ，インフォームド・コンセントをより実践的にするうえで大切な情報になるであろう．

## I 理解する能力・同意する能力：現実的なとらえ方

インフォームド・コンセントには，理解能力・判断能力がある，いいかえれば法的同意能力があることが前提である．生命倫理学関係の教科書に記される判断能力や同意能力がない状況を表13に示す．「自分から希望や選択を表せない」，あるいは「説明された情報や自分の立場を理解できない」などがあげられている．しかし，通常「なし」を証明することはできないので，それらを厳密にあてはめようとすると，すべての人は判断能力なしになってしまう．

### ▶▶ ☑ 完璧な合理的意思決定は不可能である

また，合理的に意思決定する論理を「規範的意思決定論」という[21]．表14に示すように合理的意思決定をするには手順があって，それを厳密に適応するにはそれぞれの手順を正確に理解し評価し実行できることが前提である．ところが，医療においては，医療の不確実性ゆえに臨床ではこの前提自体が成立しない．つまり，表13の項目を同意能力検定にあてはめて規範的意思決定をしようとすると，ほとんどの人は同意能力に疑問ありとなってしまう．

また，規範的意思決定論の医療版ともみなせる決断分析法（decision analysis）は，考えられる選択肢における生存率など医療の成果と生の質（QOL）を組み入れて全体の利益を定量化（重み付け）することによって，よりよい結果が得られそうな選択肢を選び出そう

**表13 判断能力なしと判定する基準**

① 希望や選択を表せない．
② 自分の立場を理解できない．
③ 説明された情報を理解できない．
④ 理由を示すことができない．
⑤ ある程度の理由づけはできるが，合理的根拠をあげられない．
⑥ ある程度の理由づけはできるが，危険/利益に関連する根拠をあげられない．
⑦ 合理的人間基準に基づく合理的決定ができない．

これらを厳密にあてはめると，すべての人は判断能力なしになってしまう．したがって，臨床現場では厳密に適応してはならないが，生命倫理関係の教科書には必ず記してある基準である．

**表14 規範的意思決定論（合理的な人が意思決定する手順）**

| 規範的意思決定の手順 | 合理的な医療方針決定の手順 |
| --- | --- |
| ① 問題の定義 | 患者の問題を明らかにする |
| ② 評価基準の発見 | 患者の疾患に関する医学医療上の理解 |
| ③ 基準間の重みづけ | 医学医療の問題から対応策の利益・不利益を勘案 |
| ④ 選択肢の生成 | 考えうる選択肢を提示 |
| ⑤ 基準に基づいた選択肢の評価 | 選択肢の因子に重みづけ |
| ⑥ 最適な決定の計算 | 各因子の重みづけから多変量計算して総合評価 |
| ⑦ 選択肢から選択 | 患者が重みづけされた複数の選択肢から選択 |

文献21の規範的意思決定論を医療における合理的な意思決定に合わせた．

とする．しかし，そもそも生存率とQOLで医療の利益を表わせるのか，あるいはそれ以前に生存率とQOLを掛け合わせることが適切かなどの異論もある．医学医療の不確実性は残ったままであるし，個人の選好は数値に置き換えられないなど，合理的な意思決定は医療においてはむずかしい．したがって，現実的な同意能力の考えが必要となる．

**事例 19　判断能力に関して一里塚的となった判決**

73歳，女性，糖尿病と軽症の認知症．彼女は，時に混迷し，日時の錯覚がある．4年前に糖尿病性壊疽で右足指を切断したが，最近，左側も壊疽に陥り，切断が必要になった．患者は切断に同意したので手術のため入院したが，切断日に同意を撤回して退院した．次の月，主治医の説得で，切断に同意した．しかし，再び同意を撤回した．放置すれば悪くなるのは理解しているが，下肢切断しても治らなかったことに不満を覚えている．

**解説**

この場合，医学的には下肢切断が最善の選択肢である．彼女の家族は切断に賛成しており，医師は裁判所に手術の許可を求めた．彼女は，手術の提案には怒りを表出させた．つまり，嫌なことや侵襲行為に対して，拒否することができることを示した．本人に傷害となる行為を本人の意思に反して行うことは人権侵害で，認知症患者に対してといえども許されない．仮に，彼女が「嫌だ」といえなかったとしたなら，そこで意思決定代行者の出番となる．これが判断能力に関する一里塚的判決に至った1978年のキャンデュラ事例である．判決（二級審）では，「判断能力なしの明確な証拠がなければ判断能力ありとする」と明快であった．一般臨床においては，「普通に会話する人は判断能力あり」として医療を進めていいことになる．

## 1　かなりトリッキーな同意能力

そこで，臨床現場では「する（できる）」方向性をもった基準を適用して対応する．それを『ユネスコ生命倫理学必修』から紹介する（表15）．それによれば，同意する能力の基準は，自己の立場，提案された治療の性格，代替法，受け入れたときあるいは拒否したときに起こる結果，選択肢それぞれの危険と利益などが理解されればよいとされている．その対話に有用な具体的な質問例は，すでに第1章の表6（p.28）に示している．

医師や家族，友人，誰でもこの方法で理解能力・判断能力の有無を判定できる．なぜなら，それは単に第1章の表6の質問から導かれる事実をチェックすればよいからである．そこで，能力に程度はあるにしても，会話が成立すれば「判断能力あり」となる．そこではすべての質問に正解を与える必要はない．すなわち，一部でも正解が述べられれば判断能力なしとは確定診断できないので，判断能力はあることになる．

**表15　同意する能力の基準**

①与えられた情報を理解する能力
②状況の性質を十分に認識する能力
③関連する事実を評価する能力
④選択を執行する能力
⑤理解した情報を現実的かつ合理的な意思決定に用いる能力
⑥同意もしくは非同意の意思決定の結果を十分に認識する能力

（文献3より）

### 判断能力なしと確定診断できなければ，判断能力ありとする

**事例 19**に，こういう考えの背景にもなった一里塚的な判決を紹介している．つまり，「判断能力なしと確定診断できなければ，判断能力ありとする」という現行のやり方が臨床的・倫理的に適切となる．なお，精神科領域で問題となる法的判断力の判定を求められたときは，裁判官だけが個人の判断能力を決定し，当該個人の意思決定を行う法的権限を有する後見人を指名することができる．

「同意する能力がない」について，個々の同意する能力とは無縁の状況もある．たとえば，疫学研究における過去に収集された情報の利用などである．その場合は，第三者によって個人の尊厳（権利）が侵害されないことを確認のうえで許容される[7]．

なお，「同意する能力のない」についても，様々な背景があることを『ユネスコ生命倫理学必修』に基づいて示す（表 16）．臨床事例を考慮する際には，それらの背景にも留意すると理解を深めるのに役立つであろう．

次に，いくつかの同意する能力のない人々を対象とする場合の具体例を示す．

## 2 | 新生児・幼児の場合

新生児は，情報を理解することも意思決定することもできない．したがって，代行意思決定者が必要であり，その役割は保護者（両親）が担う．しかし，保護者がその役割を適切に果たさない，あるいは新生児への良質の医療提供を拒否する場合がある．たとえば，アメリカでダウン症新生児への手術を保護者が拒否した事例があり，保護者のみに代行意思決定を任せることの是非で大きな議論が巻き起こった．

その事例を契機として，そういった場合は国が介入して保護者から意思決定の役割を取り上げて，国が代わって意思決定代行者となり医師に治療を命じることになった．具体的には，医療側（あるいはほかの機関）が裁判所に子ども保護を申し立て，医療提供が必要と認められれば，裁判官が保護者の親権を停止させて，子どもに医療を受けさせる．日本においても裁判所の判断を仰いだうえで，脳の形成異常に（2005 年），あるいは心臓奇形に対して親の拒否を認めず手術したことがある（2006 年）．欧米に比べれば，日本は裁判所に判断をゆだねる事例は少ない．そのためか，2012 年には親権停止措置が行いやすい民法に改正された．

**表 16　同意する能力のない人の区分**

| |
|---|
| 1．対象者からの区分<br>　①いまだ自己決定ができない人々（たとえば，未成年者など）<br>　②もはや自己決定ができない人々（たとえば，認知症患者など）<br>　③一時的に自己決定ができない人々（たとえば，意識のない人など）<br>　④恒久的に自己決定ができない人々（たとえば，重度の知的障害者など）<br>2．状況からの区分<br>　①経済的に恵まれない状態<br>　②読み書きができない<br>　③社会・文化的事情<br>　④とらわれた人々（たとえば，囚人や実験補助者など） |

（文献 3 より）

> **Column** 親権停止制度（2012年民法改正）
>
> 2012年の民法改正で，新たに親権停止制度が設けられた．これで，父母による親権行使が子どもの利益を害するとき，児童相談所長が家庭裁判所に親権停止を請求し，認められれば児童相談所長などが医療行為に同意することで医療が進められる．親権喪失という異常事態には厳密な要件を満たすことが求められることに対して，家庭裁判所の判断により2年以内という期間を定めて親権停止ができるようになったわけである．ただ，この改正は「諸刃の剣」の性格を有する．つまり，適正な医療が行われるようになるのか，過剰医療を助長するのか，その運用実態を慎重に見守る必要がある．

### ▶▶ ☑ 生命至上主義は有害である場合が多い

アメリカには宗教的背景から，一秒でも長生きさせようとする生命至上主義が優勢である．その新生児保護の動きは無益な介入を著増させて，かえって新生児に被害が生じる結果となった．

しかし，さらなる新生児保護の動きから，2002年に共和党政権が「出生児保護法」を作って，「生きて産まれた新生児には例外なく診療を開始しなければならない」とした．アメリカ小児科学会指針には「妊娠23週未満の出生児は蘇生するな」とあり，過剰な医療に警鐘を鳴らしている．しかし，超未熟児が発育することもあり，それをマスコミが"奇蹟"とあおりたてるので，指針は無視されるという[22]．

### ▶▶ ☑ 新生児医療にも「良質の医療」を提供せよという医療の義務がある

日本にも重症小児診療に関する指針や出版物がいくつもある．しかし，成人への医療と同じく，目的不明の医療が新生児にも提供される傾向にある．保護者が意向を表明しても，それを通らなくして医師の方針に従わせることが，医師のすぐれた資質であるかのように考える小児科医が多いことも調査で示されている．

これらはインフォームド・コンセントの理念に照らしても不適切である．そのような医師による不適切な介入を退けるには，治療拒否が正当で遺棄とみなされない状況の判断が求められる．それは成人の場合と基本的に変わるところはなく，アナス氏は新生児・幼児への治療を保留してよい場合として示している（表17）．

## 3｜認知能に障害のある患者の場合

アルツハイマー病を含む認知症は進行・悪化すると，人々から意思決定の能力を奪ってしまう．そういった患者が意思決定をしなければならない状況に陥ったときは，健康なと

**表17** 新生児・幼児への治療を保留できる場合

| |
|---|
| ①新生児・幼児が，慢性かつ不可逆的な昏睡状態にある |
| ②治療の提供は単に死に逝く状態を引き延ばすだけである |
| ③医療が生命を脅かしている症状を改善・回復させる効果をもたない |
| ④新生児・幼児の延命という意味において無意味である |
| ⑤新生児・幼児の延命に事実上無益で，治療自体が非人道的である |

保護者の治療拒否が遺棄とみなされない基準になる．（文献7より）

きの彼らを知っている意思決定代行者（配偶者や親類・親友）が患者の生き方や好み，価値観や希望に基づいて判断することが求められる．無論，適切な代行意思決定をするためには，軽症のときから話し合っておくことが後の状態に役に立つ．

### ▶▶🚫 認知能に障害があっても，判断能力なしと確定診断できなければ判断能力ありとする

　なお，認知症患者の症状は個々に大きく異なるので，判断能力を有する患者も多い．したがって，一律に同意能力なしと判断することはできない．患者が意思を表明する場合は，患者本人の意思に沿って医療を進めることが適切である．また，意思決定代行者の同意も得ておくことが必要となる．ただ，患者が拒否する場合はその判断を尊重することで問題は少ないが，患者が「する」という態度を示したときは患者に従うかどうかの判断がむずかしい．現実には，**事例 20** に示すように対応に妙策がないことも多い．

　学習障害者は，特に知的能力に大きな幅があり，単一的な基準で能力を測ることはできない．それぞれの事例において，それぞれ判断の対象となる課題に応じて，慎重に評価されなければならない．障害が重篤でその理解と同意に問題があるなら，意思決定代行者に依頼する必要が生じてくる．

　精神疾患を有する人も精神障害があるというだけで，同様・同等に判断能力がないとみなすことはできない．たとえば，統合失調症患者でも顕症期でないときは，自分の生に関して，理解し，判断し，どのように対処したいかについて十分に意思決定能力を発揮することができる．いずれの状況でも，同意能力なしと確定診断されない限り，同意能力ありとして，理解を求める努力が求められる．

　もしも患者が無能力とされたなら，みずからの利害関心を制御する能力を奪われたとして，国内法の規定に則って対処される．日本においては，「地域社会における共生の実現に向けて新たな障害保健福祉施策を講ずるための関係法律の整備に関する法律」で「意思決定支援」に特記がある．また，精神障害者においては医療観察法（心神喪失等の状態で重大な他害行為を行った者の医療及び観察等に関する法律）に基づいて，裁判官が代行意思決定を行う事態もある．

---

**Column　地域社会における共生の実現に向けた関係法律の整備**

　2012 年に成立して，「指定障害福祉サービス事業者・指定障害者支援施設等設置者・指定一般相談支援事業者・指定特定相談支援事業者は，障害者等の意思決定の支援に配慮するとともに，常に障害者等の立場に立って支援を行うように努めなければならない（障害者総合支援法）」，「市町村は，知的障害者の意思決定の支援に配慮しつつ，知的障害者の支援体制の整備に努めなければならない（知的障害者福祉法）」，「政府がこの法律の施行後三年を目途として検討を加える内容に，障害者の意思決定支援の在り方，障害福祉サービスの利用の観点からの成年後見制度の利用促進の在り方を加える（附則）」とされた．

---

**事例 20　介護者のいうことをきかずに怪我をする高齢者**

　介護施設などで，「トイレは自分で」と主張して，介護者の説得に耳を貸さず，結局，トイレ内で，あるいは行こうとして倒れ大腿骨頸部骨折などをきたす認知症患者が多い．転倒も多い事故である．家族から訴えられて，「意を尽くして説明しなかった」という理由で，施設は高額の賠償金を支払わせられる．

> **解説**
> 排泄（トイレ）の後は，迷走神経反射も起こるので，特に高齢者はよく倒れる．危険性を具体的に説明して，見守る必要がある．注意してもいうことをきかない人は多く，それらのほとんどは事故を起こさないのも確かである．したがって，拘束してまで高齢者の自由を束縛するのは人権侵害である．しかし，時に事故が起こるのも現実である．認知症患者は判断能力がないので自己責任は問えないという見方も成り立つので，患者が警告を無視したという施設側の弁明は，多重基準が当たり前の日本文化，あるいは自律（自己責任）を認めない日本の裁判官には無力である．解決への妙案はないが，医療賠償保険に入ることと，家族または介護者のなかから患者がいうことをきく人に付き添ってもらうくらいであろうか．

## II　セカンド・オピニオン

　セカンド・オピニオンとは文字どおり「第二の意見」のことをいう．セカンド・オピニオン制度は，欧米で患者の権利運動のなかにインフォームド・コンセントと同時に現れた．

▶▶ ☑ **セカンド・オピニオンは欧米では権利，日本では医療サービス**

　欧米では医療制度上，患者が相談できる専門医は家庭医から紹介される一人だけであった．それに満足ができなかった場合，ほかの専門医の意見を聞くことは医療保険上不可能であった．そこで，患者の権利として別の専門医の意見を聞けるセカンド・オピニオン制度が要求され，確立されてきた．

　日本は，どの医師に，どの病院にかかろうと，さらに同じときに同じ病気で複数の医師にかかることも含めて，まったく自由である．そういった医療文化の日本でセカンド・オピニオン制度を根づかせるためには，医療の提供者と受給者双方の努力が必要である．

### 1　セカンド・オピニオン制度は，インフォームド・コンセントの一環である

　セカンド・オピニオンとは純粋に「医科学的側面」について，別の専門医の意見を聞くことである．患者が希望した場合であっても，医師が提案した場合であっても，セカンド・オピニオンとは診察を繰り返すことでも，医師の変更を意図するものでもない．状況によって，双方の専門医の相談後に主治医を変更することがあっても，それは例外的である．

　セカンド・オピニオンによって，はじめの専門医と別の専門医の意見が一致すれば，はじめの専門医の下で診療や手術を続けることになる．このように，セカンド・オピニオンを提案することは，患者を放り出すことではないことも患者側に伝えておく．

　また，患者にセカンド・オピニオンを紹介する際には，ほかの専門家から出された意見によって今後の方針が異なっていく可能性についても，あらかじめ説明しておいたほうがよい．なぜなら，専門医といっても，医療の目標やそれを目指す手法，得られる可能性のある成果などについて，ある程度の主観が入ることはやむを得ない．そのため，同じ検査結果を評価しても，異なることが十分に考えられる．特に，医療の目的を明確にしておかないと，意見は必ずといっていいほど異なってくる．

　その件も含めて，実際に検査や診断の評価に関する関係者を交えた相談の結果，合意に至ったり，診療方針が決まったりしたときには，患者はそれだけ手を尽くして納得するわ

けなので，結果的に誤診や医療過誤を避ける効能もある．セカンド・オピニオンは，患者にとっても医療従事者にとっても有益である．

　すなわち，セカンド・オピニオンを提案することは，インフォームド・コンセントの一環であり，それによって患者の満足につながるので，医療に必須の制度といえる．**事例21**は本来のセカンド・オピニオンの在り方にそぐわないが，患者は計り知れない利益をセカンド・オピニオンから受けている．このように，患者は疑問に思ったことは必ず医師やセカンド・オピニオンで確認することが望ましい．自分の体や命に関することなので，遠慮はまったく要らない．日本では2006年の診療報酬改定の際に，診療情報提供料や紹介患者加算，画像読影料などが加えられ，制度のうえからも推進されている．

### 事例21　セカンド・オピニオンに助けられた患者

　66歳男性，生来健康．2009年，急に失神発作に襲われるようになった．全身状態に特変はない．症状は，起立性調節障害様であるが，意識消失を伴う．以前より右脚ブロックを指摘されており，心原性が疑われた．地域の基幹病院で肥大型心筋症と診断され，突然死もあり得るので大学病院を受診するよう勧められた．そこで心臓カテーテル検査まで受けたが，結局，心臓は異常なしであった．しかし，失神発作は続くので脳神経外科を受診して脳波検査を受けたところ，てんかんと診断され，直ちに飲みはじめるようにと抗てんかん薬を渡された．患者は納得できず，セカンド・オピニオンを求めた．紹介を受けて，別の脳神経外科を受診したところ，その同じ脳波をみてその医師は「てんかんの所見はまったくない」と診断した．前医がなぜてんかんとしたのか理由はわからないという．抗てんかん薬は廃棄された．

#### 解説

　その後も失神発作は続いた．そうこうしつつ患者はインターネットで失神を検索し，「入れ歯安定剤で神経障害　成分の亜鉛過剰摂取　米で報告」にたどりついた．患者は，その入れ歯安定剤（商品名：新ポリグリップ® EX，現在は出荷・生産停止）に変えてから発作が生じたことを思い起こし，直ちに使用を中止した．以来，失神発作はまったくない．仮にセカンド・オピニオンが機能しなかった場合は，患者は必要のない薬物を生涯にわたり飲まされた可能性が高い．残念ながら，これが日本医療の現状である．

## 2｜セカンド・オピニオンの実際

　もともと，いったん診療方針に同意しても気が変わったり，考え直したりすることはよくある．そんな患者が迷うような態度を見せたりしたときには，患者に「ほかの専門医の意見を聞いてみましょう」と提案してみる．日本人は，自分の希望をなかなかいい出さないともいわれるので，医師の側から提案することが患者ケア全般からみても大切である．

▶▶▶ ✅ **患者の質問には，その裏に真の疑問があるので，それを聞き出すことが重要**

　あらかじめ患者には，セカンド・オピニオンの目的と意義について説明しておく．セカンド・オピニオン先への紹介には，診療情報提供書と各種検査結果が付随する．現在はほとんどが電子媒体に入るので，膨大な情報が提供される．紹介先で追加の検査が加わることもあるが，ほとんどははじめの診療結果で判断が行われる．

　セカンド・オピニオンを尋ねた結果，その専門医の診立てがはじめの医師のそれと異な

ることがある．なぜなら，専門家同士でも，その知識の程度，評価の方法と重みづけの視点・仕方が異なるので，推奨すべき内容が異なるのは珍しくない．医療の目的やそれを達成するための手法，得られる可能性のある成果などについては，異なる意見があって当然である．したがって，一致させることも大切であるが，一致を図るより異なる意見を参照できて患者には利益になったととらえるほうが適切な場合もある．

　成果として，セカンド・オピニオンは，患者にとっては複数の医師の意見を聞いて理解を深めることができる．また，信頼関係が深まることも期待できて，医師にとっても真に有益となるので推進してほしい．

> **Column　事前指示が生まれた背景**
>
> 　事前指示は，アメリカに登場した心肺蘇生術に関連する．心肺蘇生術は，急性の心停止などに有用な医療行為である．しかし，その適応にない終末期患者にまで行われるようになった．その異常事態是正のため，「患者に利益があるときのみ行う」という指針が作成された．それが「医師が患者の命を選択」，ひいては「医師が勝手に助かる患者を見殺しにしている」と煽情的に報道された．以来，無意味な心肺蘇生術が世界中で行われるようになった．国民がその無益さに気づいたときは，それを行わなければ医師が非難されるようになっていた．そのため，無益な介入を望まない患者の希望表明が事前指示になったわけである．

## Ⅲ　インフォームド・コンセントに有用な事前指示

　事前指示とは，意識消失などで判断能力を失ったときに自分に行われる医療行為に関して意思を前もって示しておくことである．そのための意思決定代理人を指名することも含まれる．心肺蘇生術拒否（DNR：do not resuscitate order，あるいは DNAR：do not attempt resuscitation order）もよく使われる．これは心肺停止に陥ったときに行われる心肺蘇生術を希望しないという意思表示である．

### ▶▶ ☑ 事前指示は，医師が指示してはじめて有効性を発揮できる

　医療行為を実施するのは医師であり，orderとあるように医師の指示を示す．したがって，事前指示は，患者の指示と医師の指示の双方を兼ね備えていると理解される．すなわち，DNRを例にとれば，患者の指示で指定されたDNRという選択肢を医師が診療録の指示欄に医師の指示（DNR order）として，「心肺蘇生術をするな」と記すことで医療行為の実践につながる．患者の指示は措置の中止か差し控えの実行なので，患者の指示書のみでは誰に実行をゆだねているのか不明である．加えて，患者の指示があっても，医療行為は医師の専権事項なので，医師の指示がなければ実効性を有さない．したがって，医師あるいはほかの医療従事者に実行を命じる医師の指示が必要なのである．この件を誤解すると混乱する．

　事前指示は意思を表明できない患者のインフォームド・コンセントであり，患者の意思が反映される理想的制度と思われがちであるが課題も多い．

### 1｜事前指示の意義

　事前指示表明の意義は，意識不明患者または意思表示ができなくなった患者が何を望ん

でいるかわかることである．ただし，「意思は変わりうる」「状況は千差万別」「どこまで指定できるか」「理解は十分か」などの課題もある．また，がんや認知症，HIV 感染，神経難病，腎透析など，病態でかなり事情が異なるので，個別に事前指示の形式が必要かなどの課題もある．

表18に示したように，口頭で意思表示した場合から文書にする方式まで種類がある．口頭での意思表示は一種の代理人指名で臨機応変に対応可能であるが，意思が不明確という短所がある．書面型では指示に具体性をもたせればもたせるほど，詳しく長く記さなければならない．そうして詳しくなるにつれて，現実の状態と合わない点も生じてくるというジレンマに陥る．

## ▶▶ ☑ 先行医療計画書を作成することが望ましい

これらの方式には一長一短あり，その不備を補うために，患者の意思を理解している代理人が具体的に方針を選択するという手段が望ましい．なぜなら，事前指示書と代理人の判断は相互に補い合うからである．最近では，医師と受ける医療の方向性も含めて話し合って，自分の意思を表示する先行医療計画書（advance care planning：ACP）の作成も広がっている．これは終末期に対応するものが実用的なので広まっている．ただ，先行医療計画書の応用範囲は広いので，終末期のみならず患者が希望する医療の方向性も含めた意思表示とすることもできる．

表19に臨終期を考慮して作成される先行医療計画書の概要を示している．心身の状態にあわせて項目を選択して，医師あるいは相談者と話し合って，あらかじめ自分の希望がわかるように作成する．内容をみると，先々を想定したインフォームド・コンセントそのものであることがわかる．医師側は，記載しやすいように雛型を用意するなどの工夫も必要である．そして，定期的に先行医療計画書を見直すことや，いつでも変更できるので，たとえば家族構成が変わるなどの生活上の変化があるときは再考する．

アメリカでは，1990年に連邦法「患者の自己決定法」が成立して，事前指示が法的に認められた．各州は州法に則った文書とするか，特別法を制定して事前指示（リビング・ウィ

**表18** 事前意思表示の方法と特徴

| 形式 | 特徴 |
| --- | --- |
| 書面なし（口頭による意思表示） | 家族・近親者や医師に口頭で依頼，一種の意思決定代理人指名 |
| 簡単な指示書 | いわゆるリビング・ウィル．簡単なだけに意味不明確な場合が課題 |
| 具体的行為の指示書 | 具体的行為を指定．何をどこまで指定するのかなど，医療を理解する必要があるのでかなり複雑 |
| 基本姿勢宣言と具体的行為の指示書 | 事前指示書と代理人の判断で相互に補い合える |
| 価値観記載型 | 代理人の判断の材料に用いられる |
| 先行医療計画書 | 医師と協同で計画する受ける医療の方向性も含めた意思表示 |

最近は，先行医療計画書が広がっている．

**表19** 先行医療計画の臨終期に関する概要

```
1．病態について
   1) 回復不可能な障害をわずらい，臨終期に陥ったとき
   2) 心身ともに障害をわずらい，臨終期に陥ったとき
   3) 認知症に陥り，自分で判断できなくなり，臨終期に陥ったとき
   4) 昏睡に陥り，臨終期に陥ったとき
   5) ほか（                              ）
2．臨終期医療の選択
   心肺蘇生術，人工呼吸器装着，人工的飲食，人工透析，輸血，抗菌薬，緩和ケア
3．ペースメーカー，植込み型自動除細動器の停止について
   臨終期には停止を望む
4．方針決定の支援手段
   1) リビング・ウィル
   2) 意思決定代行者の選任（                              ）
   3) 事前指示書
   4) 臓器提供カード
```

それぞれについて内容を記し，また事前意思表示があることを免許証などとともに常時携帯する．最近，植込み型自動除細動器装着者が増えているので，ホスピスにおいても死亡後に作動して驚くことが結構ある．停止させても，直ちに心停止になるわけではないことの説明も要する．医療方針の選択は医療行為の実践になり，医師が署名して有効となるので，その欄も必要である．

ル）や先行医療計画書を有効と認めている．台湾では2000年に「ホスピス緩和医療法」が成立して，「自然死」が認められる．日本でもリビング・ウィルはある程度は社会に定着しつつある．しかし，現場の混乱を避けるために明文法を求める動きもあり，いわゆる尊厳死法や医療基本法などが俎上にある．明文法を重視する日本文化を考えれば，そういった法制化が望ましいと思う．

> **Column　エンディングノート**
>
> 　エンディングノートや終活が話題になっている．エンディングノートとは，人生の終末にあたって書き留めておく自分史や家族への遺言などで，人生の終わりをどうしたいかの希望をまとめた終活の表現といえる．書店には専用ノートが並び，映画『エンディングノート』（砂田麻美監督，ビターズ・エンド配給，2011年製作）も話題になった．いわば人生の集大成を示すことで物語医療の実践となり，生の質（QOL）を高めるのに有用である．また，エンディングノートには事前指示の意味合いをもたせることもできる．ただ，家族や身近な人と話し合っておくことが大切である．そうしなければ，エンディングノートの存在が知られないので，事前指示書として機能しない可能性が高い．

## 2　事前指示の現状と課題

　事前指示は，健康なときに記すのが本来の在り方である．ところが，事前指示書作成の運動がはじまったアメリカでも，健康人の事前指示書の保持率は高くない．そこでアメリカでは入院したときに患者の権利として事前指示書やDNRを記すように患者に勧めることにした．これにより，入院患者の事前指示書保有率は高くなっている．そういった取り組みも事前指示普及のためには必要であろう．

事前指示発祥の地であるアメリカでは，患者が事前指示で生命延長医療を拒否しても，医師はそれを無視して強行することが多かった．「患者の自己決定法」により違反すれば医師免許剝奪の危険もあるが，「いまだ事前指示が示した状況に至っていない」とすることによって患者の意思を無視するわけである．実際，医療行為の具体的な細部まですべてを事前指示書に描くことは不可能なので，厳密に検討するなら「事前指示にない」と判断されてしまってもやむをえないことが多い．

　なお，こういった医療は救急の場での話で，在宅医療においては患者の意思がそのまま担当医に受け入れられる．2010年の高齢者を対象とした報告でも，多くの意思決定能力をなくした高齢者で事前指示書を有していた患者は希望通りの診療を受けており，事前指示の有用性は明らかであった[23]．

　わが国では，日本尊厳死協会の遺族アンケートによると，2000年に96%の医師が「リビング・ウィル」を受容した．また，日本の医療介護保険制度が導入した看取り介護加算に要求される計画は，先行医療計画書の書式に準じて作成することができる．その点において，日本でも臨床において事前指示がある種の強制力をもつようになったといえる．

### 3｜事前指示を意思決定に役立てる

　指示する内容に関しては，簡単な指示は臨床の複雑な状況に適応しがたい．一方，詳しければ詳しいほど，逆に詳述した内容とあわない状況も増える．このように，どこまで細かく記すかについて常にジレンマがつきまとう．文書でこのジレンマを解決するのは不可能であるが，臨終期用の先行医療計画書などのように特定の状況に特化するとジレンマは減少する．いずれにしても，意思決定代行者を選定しておき，残された指示書とあわせて臨床上必要な判断を行うのが適当である．

### ▶▶ ☑ 認知症を事前指示の例外扱いとしてはならない

　事前指示の対象に関する重要な課題に認知症の扱いがある．個人には「人格権」が認められる．認知症に陥った自分はその状況に耐えられないと個人が判断するなら，認知症に陥ったときの意思を表明しておくことは「人格権」から認められて当然である．

　もともと事前指示は自分の人格に問題が生じたときのためにある．健常な人でも自分の意思を表明できなくなる昏睡に陥ったときは，その人の人格に問題が生じた典型例となる．認知症患者を例外扱いするなら，それ以前に，昏睡患者を例外扱いしなければ理屈にあわない．すなわち，認知症に陥ったときのことをそれ以前に指示できないという事態は，リビング・ウィルや事前指示の存立基盤を根底から否定することである．したがって，「認知症に陥ったときは事前指示を無効にする」との記述がなければ，「認知症に陥ったときはこうする」という事前指示に従うのが適切である．

　事前指示の必要性を理解はしても，現実にはその場になってから考えるという人も多い．また，はじめからそんなことは考えたくないという人も多い．終末期医療や生命延長医療といっても，要は治療の選択の問題である．したがって，患者が意思表示をできない状況にあるなら，従来からの慣行通り，保護者が患者の希望を勘案しながら方針決定を行い，それを受けて医師が合理的な範囲で医療を行うことに何ら問題はない．

　もともと，延命医療を行わなければならないという医学的根拠も規則や法律もない．た

**表20** 意思決定代行者として選任される関係者

| 順位 | 選任者 |
|---|---|
| 1 | 患者の指示書に指名された人 |
| 2 | 配偶者または同居パートナー |
| 3 | 患者の一次介護者（雇用者を除く） |
| 4 | 子 |
| 5 | 親 |
| 6 | 兄弟姉妹 |
| 7 | 祖父母 |
| 8 | 孫 |
| 9 | おじ・おば |
| 10 | 甥・姪 |

複数いる場合は性別にかかわらず年長者である．それで納得されない場合は，裁判所に意思決定代行者を決めてもらう（そこで定められた人が最優先される）．

だ，「生命延長医療を行わなければならない」と錯覚している人は多い．そのため，日頃顔もみせない遠くの親族が現れて，介護にあたっていた家族を「勝手に方針を選んだ」と非難することがある．その非難は医療従事者にも向かうことがあって，臨床に混乱を引き起こしている．

このような事態に備えて，意思決定代行者を法的に定めることが望ましい．すなわち，意思決定代行者と指名された人の行為を理不尽な親族の非難から守るため，あるいは家族や医師の行為の保護といった面からは法的整備の必要性が認められる．法的整備は，特に患者の事前指示書がない場合に意思決定代行者を決定するとき，あるいは代行者と事前指示に齟齬があるとき意思決定代行者の意向を優先できるようにするためなどに有用である．欧米で一般的に，意思決定代行者と選任される関係者間の順位を**表20**に示した．

### ▶▶🚫 昏睡患者に選択の自由を保証しないのは最弱者に対する差別であり許されない

また，法的整備には昏睡患者などの自分の意思を表明できない人の権利を保障するという側面がある．健康な人に認められる自己決定権が昏睡患者に認められないという事態は，最も弱い立場にある人に対する差別である．差別をなくすため，代行者選定なども含めて，昏睡患者も意思表示できる体制を整備することは国の義務である[7]．

事前指示は，「患者の意思の尊重」と「家族や医師が判断する際の心理的負担の軽減」という意義もある．そのため，アメリカの州法には「和ませ法」とか「緩和法」といった名称がある．事前指示には常にジレンマがつきまとう．したがって，患者をよく知る家族であっても判断に迷うこともある．患者の価値観や道徳観などにも配慮して状況に応じた方針を決定するというむずかしい役割を成し遂げた家族には，その労をねぎらうことが医療従事者に求められる．

## Ⅳ インフォームド・コンセントには例外がある

　臨床には，自己決定できない事態が生じ得る．そういったときは，インフォームド・コンセントの例外として，状況に応じた医療方針がとられる．表21に，一般的な総説にあげられる5つの場面と，筆者が加えたインフォームド・コンセントの例外を3つあげる．

　いずれの場合も多くの事例で，黙示的同意または推定同意ありとみなされる．そして，問題視されるときには，医師側に説明責任が求められる．いずれの場合も，患者が医療方針を決定できる状況に回復したり，意思決定代行者が現れたりした場合は，彼らが医療方針を決定するというインフォームド・コンセントの原則に戻る．

### 1 公衆衛生上の緊急事態

　空気感染性で重篤になるウイルス性出血熱などは，接触したり飛沫を浴びたり，あるいは近くにいるだけで空気を介して感染する．感染すると死亡率が高いために，感染防御が必要である．被感染者を隔離するのは非現実なため，感染源となる患者を隔離し移動を制限する必要が生じてくる．人の基本的自由を制限するので，人権侵害を最小限にするためにシラクサ原則を守ることが求められる（表22）．

### 2 救急救命の場

　「救急救命の場」で患者に意識のない場合は，同意がなくても治療が行われる．「意思を表明できない」あるいは「表明できるが表明していない」場合は，「治療を望み，治療に同意する」という推定同意で扱われる．患者に意識のない場合でも，リビング・ウィルや事前指示で患者が意思を表明している場合は，その患者の意思に従うので自己決定の例外にあたらない．

**表21　インフォームド・コンセント（自己決定）の例外となる状況**

①公衆衛生上の緊急事態
②救急救命の場
③判断能力のない患者の場合
④治療により恩恵がある場合（合理的判断ができなくなった）
⑤患者が自己決定権を放棄
⑥自己決定で自分または他者へ被害が生じる場合
⑦文化的に自己決定という概念がない
⑧人権の停止措置

①〜⑤は一般的に総説にあげられるインフォームド・コンセントの例外で，⑥〜⑧は筆者が加えた．

**表22　公衆衛生上の個人の自由制限（シラクサ原則）**

①法に基づいた方法で行使される
②公衆が関心を寄せる合法的目的の利益にかなう
③民主制社会において目的達成に強く必要とされる
④同じ目的を達成するために，それより侵害性・制限性の少ない方法がない
⑤理不尽または差別的に専横的に押しつけられるものではない

> **Column**　「家族の代理決定を認めない」という意見に論理性も倫理性もない
>
> 　昏睡患者の延命措置などに関して「家族が決定することは許されない」とか，家族の決定は「患者本人の生前意思がなければ許されない」「法的整備がないので許されない」と主張する生命倫理を語る人がいる．意思表示できない患者に延命措置がなされていたなら，その措置の継続を指示している誰かがいる．人権保護の立場から国（実際は裁判官）が"親代わり"になって個人の生き方に決定を下す状況がある．法定代理人がいれば，その人が決定を下す．それらいずれもがいない状況で，患者が延命措置継続を指示していなかったなら，誰かがその決定を下さなければならない．そういったときは例外を除いて家族が代理人になって決定を下してきたのが有史以来のやり方であるし，その正当性を覆す論理は見出せない．

　また，患者の意思を代行できる家族などがいれば，その患者の意思決定代行者の方針が採用される．ときに，本人の意思が後に判明することがある．そのようなときは，まず救命を図り，その後に判明した本人の意思に従う．

### ▶▶ 🚫 良質の医療提供という医師の義務に反しないなら家族の決定に従う

　なお，事前指示もないし意思決定代行者の指名もない場合で，家族が臨席している場合は，その家族が決めた方針に沿うことが望ましい．無論，その前に，患者の意思決定代行の件も含めてその家族と十分に話し合うことが大切で，意思決定代行者を決めてからその了承を受けて医師は医療行為に臨むことが必要である．

　仮に家族の決定が良質の医療提供という医師の義務に反する場合は，推定同意ありとして良質の医療を提供し，そのことに関して臨床倫理委員会，あるいは裁判所に判断をゆだねる必要がある．なお，繰り返すが，単なる延命措置は良質の医療に相当しないし，無益な延命措置を提案することは医師の義務に反する行為である[7]．

### 3 | 判断能力のない患者

　インフォームド・コンセントでは，患者に自律能，つまり理解能力や判断能力があることが前提となっている．そこで，救急の場以外の意識のない患者や小児，認知症者などは判断能力がないとみなされるためインフォームド・コンセントの例外に相当する．しかし，乳幼児は別として，小児といえども判断能力は十分にある．したがって，小児医療においては保護者などの意思決定代行者に法律的な医療方針決定権があるにしても，小児本人から承諾を得る努力をしなければならない．同じく，進行した認知症患者は別として，多くの認知症患者は医療方針を決定できるだけの判断能力は残されている．

　「判断能力なし」と判断できるのは，「判断能力なしと確定診断された場合」のみである．この判断能力に関する課題は，すでに本章 I（p.68）において述べたので参照してほしい．また，小児と高齢者に関しては第2章 III「4. 家族のケア：高齢者と小児」（p.62）においても詳しく扱っている．

### 4 | 治療により恩恵がある場合

　「合理的判断ができなくなったが治療により恩恵がある場合」は，救急救命の場に適応される．そこでは，自分や他者へ危害を加える自己決定を認める必要はない．自殺を試みた患者への救急救命行為などが相当する．意識があって治療を拒否していても，まずは治療

を優先する．自己決定で救急救命の場が例外とされるのは，そのような患者は混乱した状況にあるのが理由である．そのような場合は，まず治療を図って，ある程度落ち着いてから患者の判断能力と意思を検討する．

▶▶ ☑ 「治療に恩恵がある場合」がインフォームド・コンセントの例外になるのは救急現場のみ

なお，「治療により恩恵がある場合」は"救急救命の場"に適応されることを，一般の医療でも適応されると誤解している医師が多い．しかし，それでは医師の判断が優先されてしまって，患者の自律や自己決定は絵に描いた餅となる．とはいえ，臨床では自己決定の例外規定を幅広く解釈して，かつ推定同意ありとして，パターナリズム医療が行われる実状がある．一般臨床における「治療により恩恵がある場合」の扱いは，ときに非常にむずかしいことがある．

### 5 │ 患者が自己決定権を放棄

文字通り，患者が自己決定を放棄し，医師に最善の医療を行うよう求めた場合である．いわば，"自己決定"でパターナリズム医療を望むわけである．この点については，「パターナリズム医療を望むのも自己決定」と「医師は患者が自己決定するまで治療すべきでない」とに考え方が二分する．

▶▶ ☑ 患者がお任せ医療を望んでも，可能な限り自己決定を推奨する

「パターナリズム医療を望むのも自己決定」において注意すべきは，患者の意思を判定する基準が「任せられた」方向へとつい甘くなってしまうことである．信頼関係が深くなるほど，患者も医師もそういった傾向になりがちになる．「お任せします」という患者には，インフォームド・コンセントの意義と患者が責任をもつ範囲などについて十分に説明して，自己決定してもらう努力が必要である．それでも自己決定を放棄する患者には，インフォームド・コンセントの過程を経たという書類を整え同意を得ることが適当と思う．

### 6 │ 自己決定により自分または他者へ被害が生じる場合

医療における自己決定は自分の健康や命に関することなので，「自己決定により自分または他者へ被害が生じる場合」はほとんど生じない．自殺企図は例外的事態で，その救急救命の場については前述した．また，自己決定で他者に被害が生じる場合は，臨床においては先の**事例6**にあげたようなプライバシーがかかわる特殊な例になる．それ以外に，医療現場で他者への傷害なども起こりうるが，それらで医療の自己決定から発生するものは例外であろう．

▶▶ ☑ アメリカの医療倫理には極端な片寄りもあるので導入には慎重さが求められる

一方，アメリカでは妊婦の意思に反する帝王切開が裁判を経て強制される事態が発生している．また，妊婦の意思に反して胎児への輸血治療も行われる．さらに，タバコ，アルコール，ドラッグの場合，注意してもやめない妊婦は胎児傷害罪で収監してしまう．アメリカ人は胎児がかかわると，女性の権利を否定してまで胎児治療を強制せよと主張する人

> **Column　母体か胎児か：それが問題だ**
>
> 　種々の理由で，帝王切開が経腟分娩より胎児に益になる可能性が高いことがある．そういったときでも身体を傷つけられる妊婦が帝王切開を断る場合があるが，アメリカ等では胎児を優先する（女性をふ卵器とみる）医師と裁判官により帝王切開が強制される．その結果，新生児も母親もすぐに死亡するという悲劇に終わったのが 1987 年のアンジェラ事件で，医学的・法的にアメリカ史上最悪の残虐行為とされる[7]．この帝王切開を強制した判決は，後に大法廷で取り消された．しかし，その後も妊婦より胎児を優先する傾向は変わっていない．多分，妊娠・分娩はヘビに誘惑された女性に下された神罰という欧米の伝統文化が強いためもあろう．この件に関して筆者は，アメリカ産科婦人科評議会の「女性の自律を制限することによって胎児を保護しようとする取り組みは倫理的にも法的にも正当化されないし，妊婦の決定は尊重されなければならないと最終的に勧告する」というコンセンサス宣言を支持する．

が多くなる．生命倫理的には，自律あるいは自己決定によって生じる事態の責任は本人にあるので，妊婦が自分の決定に関して責任を負うのであれば，女性の自己決定に従うことが適切である．

　自分や他者へ被害が生じる場合に，それを防止することは必要と考える．"救急救命の場"に準じて，まず治療あるいは対応して，その後，落ち着いてから考えるのが適当であると思う．

## 7 ｜ 文化的に自己決定という概念がない

　アメリカ人が自律や民主主義，自己決定などに目覚めたのは 19 世紀半ばのことである．つい最近まで，日本には自律とか自己決定の文化はなかった．いまだに自己決定の文化のない国も数多い．しかし，人権が抑圧されて患者が被害にあうのは許されない．そこで，患者が被害を受けないような仕組みが保証されるという前提つきで，「自己決定という概念がない」文化の社会には，その社会にあった「決定」の様式があっていいと思う．

### ▶▶ ☑ 異なる社会文化と倫理原則は調和が可能である

　実際には，方針決定にあたって家族や共同体が決定するような文化をもっている伝統的な地域共同体では，その様式が医療にも適応できる．たとえば，臨床研究を地域の首長が決める文化を有する共同体で行うとき，その文化に則って首長に許可を得て臨床研究を推進する．その場合，通常は必要のない「首長の許可」がインフォームド・コンセントの書式に入るが，実質的に本人への説明があって自由な同意があればいいと考えられる．仮に，「本人に同意を求めてはならない」という文化があれば，そういった場合であっても小児における同意と同じような意味合いでの本人の了解を得ることができる．

　他方，自己決定という概念を普遍的真理とみなし，それをすべての社会に適応させなければならないとする"倫理帝国主義"がある．「自己決定という概念がない」のに，自己決定させようとするので，その社会に多大な混乱を生じる．"倫理帝国主義"に益は想定できないし，柔軟に対応することが大切と考える．

## 8 ｜ 人権の停止措置

　国家がインフォームド・コンセントの適応を停止させた例もある．1991 年の湾岸戦争の

おり，アメリカ政府はインフォームド・コンセントの停止を宣言してから出征兵士にワクチンを接種した．戦争はもともと，人権を否定する行為なので，人権を理念とするインフォームド・コンセントが吹き飛ばされるのも当然である．

　なお，海外では小児に対して各種ワクチンが強制的に接種される．たとえば，日本人がアメリカに留学するとき，すべてのワクチンを接種していないと拒否される（既往歴を記した診断書に代えることができるが）．このワクチン接種は，インフォームド・コンセント（自己決定）の例外となる小児である．ワクチンを拒否する保護者が妨げとなり子どもの福利が守られないとして，そういった非理性的な保護者に代わって国が代行意思決定を行うという論理に基づく．成人に対する人権の停止措置と根拠は異なるが，表面的には法制化によって接種を強制するという同様の手続きによっている．

## V　インフォームド・コンセントにかかる様々な圧力

　インフォームド・コンセントの背景に，個人の人格は尊重されるという人間の尊厳と基本的自由があることは何度も繰り返してきた．それゆえ，個人のプライバシー権でもあり，自律や人権（患者の権利）から自己決定の原則になることも示してきた．当然，そこでは患者と医師は同等であり，そのことに基づいた患者・医師関係から，望ましい医療の姿につながっていくといえる．

　しかしながら，医療における医師・患者関係は，たとえいくら「同等である」とはいわれても，医学知識をはじめ，明らかに上下関係が存在する．そのために，患者が自己決定するという原則が機能しない場合がある．そこでは誰もが感知できる不具合であれば，医師からの圧力として誰もが認識できる．しかし，実際には医師からの圧力は"みえない"ことが多い．そのため知らず知らずのうちに，父権主義的（パターナリズム）医療に陥る可能性がある．その不適切な状況を避けるには，そういった目にみえる，あるいは目にみえない圧力をかけないように，医師のほうが気をつけなければならない．

### 事例22　脅されて良質の医療に反する手術を強要された例

　長野冬季オリンピック（1998年開催）出場が内定した選手がいた．その10日後，本採用に要求された健康診断を受けたところ，進行胃がんが見つかった．彼は内定を取り消され，医師から「手術しなければ3か月の命」と説明されて手術した．当然のこと，手術は開腹後，そのまま閉じられて，害のみが与えられた手術に終わった．

**解説**

　新聞報道のタイトルは「代表内定10日目悪夢のがん宣告」とあり，サブタイトルに「4年後の夢支えに闘病へ」とあった．「手術しなければ3か月の命」の胃がんであるなら，手術に意味のないことは自明の理である．適切な説明があれば，あるいは医学知識がある患者であれば，手術に意味はないとして医師から提案されても拒否するであろう．そのためもあってか，「命」をもち出して患者を脅す医師が多い．報道どおりの経緯であれば，彼は脅されて無益な医療を強要された典型的な事例となる．「4年後の夢支えに闘病へ」とは，何と空虚で恐ろしい言葉であろうか．

## 1 インフォームド・コンセントへの圧力

### 1）脅し

脅しとは,「強圧的な言葉で,患者を従わせようとする意図的な圧力」をいう.圧力がそのまま作用することもあれば,患者や家族が罪悪感を覚えさせられて医師に従う図式もありうる.**事例22**は医師が説明するなかで強い脅しをかけた前者の例である.他方,「なぜ,こんなになるまで放っといたのか」とか,「手術しなければ危ない」などの言葉は後者の脅しに相当する.

▶▶🚫 「（医療行為を）はじめたらやめられない」は非倫理的かつ脅しなので禁句である

また,人工呼吸器装着や人工的栄養療法において,「はじめたらやめられない」と説明する医師がいる.これは,「やめられないから,はじめるな」という脅迫の意味合いがある.一般にも「はじめたらやめられない」と信じている人がいるが,インフォームド・コンセントの理念と原則に反する考え方である.

重症で治療が必要なのに受け入れない患者に,症状や予後をより厳しく伝えて必要な医療を受けるよう説明するのも,ある種の"脅し"になる.しかし,それが必要な状況も臨床にはあり得るので,圧力とは微妙な課題である.いずれにしても,成功した場合は問題視されないであろうが,そうでない場合は大きな問題になる."悪意がない"とはいっても,脅しに頼る説明は避けなければならない.

### 2）威圧

威圧は,「医師に恐れを感じる患者を従わせようとする意図的な無言の圧力」をいう.医療には上下関係があるので,患者（弱者）は強圧的・直接的な圧力でなくても,医師という強者からの提案になかなか逆らえない.経済的要因が背景にあったりする.説明をする場面で,白衣姿が周りをとり囲むようにすることなども,患者に威圧感を与えてしまう.

一方,利益相反の場面で,利益供与を受けた医師がその提供先に便宜を図ってしまうのも,ある種の威圧といえる.こういった場合,露骨に指示を出す提供先は少ない.しかし,提供先に不利になるような判断は避けるのが人情であろう.この点,医師も威圧に弱いといえる.

▶▶✅ 医師側が威圧を避けるように配慮しなければならない

威圧は受け手が受け容れなければ成立しないが,医師の印象だけでも患者を萎縮させることがある.したがって,医師側が威圧を与えないように配慮しなければならない.具体的には,医学用語を使わないで説明したり,傾聴と共感を確認する言葉を積極的に用いたりして,患者と医師の間の垣根をできるだけ低くする.

### 3）誘導

誘導とは,何か"理由"を示して,「そうすることが正しい・合理的」と相手に信じ込ませ従わせることで,典型的なのは「これが最善」「これしかない」といった説明により,患者側の同意を得るやり方である.ある治療法に長所と短所がある場合を想定すると,患者への説明では長所を強調して短所にはふれないで意図する方向へ誘導する手法である.経

過観察が最善の選択肢であるのに,「無治療」について説明せず選択肢にあげないことも誘導にあたる.

一方,患者は「効くかもしれない」あるいは「成功する可能性がある」などは,患者や家族は「効く」あるいは「成功する」と理解するのが常である.がんで「成功の確率5%」は,多くの患者は自分はそのわずか5%に入ると考える.医師が中立的に説明しても,患者の頭には「治る」とか「効く」という言葉だけが残りがちなので臨床ではむずかしい課題である.

また,医師へ依存している場合,あるいは医師への信頼が高い場合,意識はしていなくても患者には医師に頼る傾向が出てくる.そういったときは,医師が誘導しないように配慮していても,医師の言葉は誘導の意味合いをもつようになる.やはり,医師側が配慮しなければならないのが"みえない圧力"である.

### 4) 操作

誘導と厳密に分けるのはむずかしいが,操作は「うそや情報操作で患者や家族を従わせること」をいう.その悪質な例に,富士見産婦人科病院事件がある (**事例23**).「情報を控える」「情報を小出しにする」といった方法もある.がんを告知しないで医療を進めることは,典型的な操作にあたる.また,「報酬」を利用するのも操作に入る.操作は度を過ぎれば脅しに相当するので,操作の悪どい手法が"脅し"にあたるともいえる.

情報操作は,広く医療にはびこっている.1990年に日本医師会生命倫理懇談会が,患者の同意を得やすくするよう,患者に悪い情報を伝えないために,まず医師が情報を取捨選択してから患者に説明するよう勧めたのは象徴的である.また,臨床研究報告において見栄えのよい「相対的有効率」のみを示して「絶対的有効率」を示さないのも操作にあたる.要旨に相対的有効率のみが示された論文では,内容を確認する必要がある.

また,科学論文にはねつ造が多い.以前は,異なる臨床グループが再検して確認するのが常であった.しかし,現在は異なる臨床グループも単一のグローバル企業に制御される結果,医学界の自浄作用が働きにくくなっている.ねつ造,あるいはねつ造に近い情報操作はあふれている.論文を読む際に留意しなければならない.

---

**事例23** **操作から乱診乱療へ**

1980年に埼玉県で発覚した富士見産婦人科病院事件では,医師でない理事長が健康な女性に「子宮がん」「子宮筋腫」「卵巣は腐りかけ」などと告げて,妻の院長とほかの医師に手術をさせて儲けを図った.判決では「犯罪的」とされた.

解説

乱診乱療の語源とされる事件である.民事訴訟での決着は2004年になり,2005年には元院長の医師免許取り消しと勤務医3人を2年～6か月の業務停止とする行政処分が決められた.当初,検察は傷害罪の立件を視野に捜査したが,「手術の目的の相当性に疑いが残る」ものの「病院という特殊な場での立件は困難」として不起訴とした.今日の医療に対する司法の苛烈な姿勢と対照的である.

### 5) 説得

"説得"とは,一般に「相手に説明して納得させ,適切な行動を起こさせる手段」である.医療においては患者が適切かどうかを決めるので,医師が特定の方針へ導こうという

> **Column　医学論文のねつ造**
>
> 　論文ねつ造で有名なのは，アメリカのタフツ大学，ルーベン麻酔科教授による選択的シクロオキシゲナーゼ-2 阻害剤（セレコキシブ）と神経親和性薬剤プレガバリン（リリカ®）などの臨床試験報告である．該当製薬企業から報酬を受けて臨床試験をねつ造し，多数の臨床研究報告を医学誌に掲載した．アメリカ食品医薬品局（FDA）は，彼の臨床成績を削除撤回し，引用を禁止した（Scott Reuben．Wikipedia）．他方，日本の某麻酔医の論文ねつ造数は世界記録で，また降圧剤バルサルタンの臨床試験成績ねつ造には有名大学が複数関与していることで，今や日本の論文・データねつ造はルーベン教授を追い抜いたかのようである．

　説得は不適当である．特に，患者の意思に反する医療を勧める説得は，威圧や誘導，操作とは異なり，"確実に存在する圧力"として現れる．信仰に基づく輸血拒否に対して，輸血するように説得することがその典型である．

　説得されて医師の方針を受け入れたとしても，患者は本当に納得していない．結果がよければ納得するかもしれないが，悪かったりするとさらに患者と医師の間が悪化する．自分が最善と信じる医療を患者に受けさせたい医師の気持ちはわかるが，決めるのはひとえに患者であることを忘れてはならない．

### 6）"文化"という圧力

　患者の権利や個人主義の文化がない国では，「患者の役割」として自己主張をしないよう勧められる．男子尊重の文化がある中国や韓国，インドでは，女子受胎とわかると中絶を選ぶ女性が多い．彼女たちはそうすることが当然で，望んで中絶を選択する．「家族に負担をかけたくない」という理由で，高齢者などが治療を拒否する文化も世界には多い．

▶▶ ☑ **人権と文化の多様性尊重の異なる価値観が衝突したときは人権を優先**

　アフリカから中近東，特に東北アフリカに多い女性器切除（female genital mutilation：FGM）という身体変工も文化という圧力による．これは，クリトリス包皮に傷をつける手技から陰部を大陰唇まで切除し月経血路を残して縫い合わせる手技まであって，2010 年時点で年間 1 億 4 千万人の少女が受けさせられた．政府や各種団体が撲滅運動を展開しているので，父母たちの間では否定的になっている．しかし，伝統的文化に生きる祖母は，孫のよりよい結婚のためには重要な通過儀式と固く信じて，父母の目を盗んでこっそり孫を民間の変工士に連れていってしまう．

　祖母を 24 時間見張っていられないので FGM を止めさせられない．FGM 撲滅は不可能として，アメリカ小児科学会生命倫理委員会は「軽い儀式に済ませる」ことが解決策になると，小割礼を勧める倫理指針を 2010 年 4 月 26 日に提言した．しかし，世界中から袋だたきにあって，翌月 1 日に撤回した[24]．人権と文化の多様性尊重という異なる価値観が衝突したときは人権を優先させなければならない．

## 2 インフォームド・コンセントへの圧力は強まっている

　医療には外部からの圧力がある．その典型は，各種診療指針である．診療指針は，標準的診療と一般的に考えられる．そのため，ときに診療指針からはずれた医療をするだけで過誤と判断される．しかし，診療指針には，公正中立の姿勢で作られたものもあれば，特

定の企業に有利な計らいで作られたものもある．後者が問題で，第4章Ⅰ「4．頼りにならない診療指針」（p.101）においても紹介するが，ここには患者団体が作成した診療指針の問題を紹介する．

### ▶▶🚫 診療指針は玉石混交で，信頼してはならない指針もある

例にあげるのは，全米腎臓財団が2000年に作成した腎性貧血治療薬，エリスロポエチン用のヘモグロビン基準値である[25]．そこでは，腎性貧血の治療に推奨する末梢血ヘモグロビン値がそれまでの11.0～12.0 g/dLから11.0～13.0 g/dLに高められた．当時，透析患者のヘモグロビン値は平均で9.5 g/dLであったのが，2005年には透析患者の半数が12.0 g/dL以上になった．しかし，ヘモグロビンを上げると血栓性疾患が増加する．つまり，心血管病変で死に至る患者が増加するので，ヘモグロビンは12.0 g/dL以下に保つように指導されていた．ヘモグロビン13.0 g/dL以上は危険で，12.0～13.0 g/dLも安全性に疑問があることがわかっていた．

全米腎臓財団は，2005年の予算の57％（1,970万ドル）を製薬企業に依存していた．腎性貧血に関する診療指針作成の専門家委員18人のうち11人は製薬企業から報酬を得ていた．誰の目にも，腎性貧血診療指針は製薬企業寄りであることは明白である．彼ら専門家には任せられないと，2008年にアメリカFDAは，「腎性貧血はヘモグロビン10 g/dL未満の場合に治療を開始すること」という命令を下した．

各患者団体の背後には，グローバル企業がいる．患者団体や各種イベントへの資金提供がまったくの任意であったとしても，莫大な資金を提供される側にみえない圧力がかかるのは避けられない．なかには，「患者の希望」というある意味"錦の御旗"を使って患者団体を動かすことにより，医療界や行政当局を動かそうとする場合もある．

医療界には威圧，誘導，操作，説得，あるいは文化などの圧力はかなり蔓延している．それらの多くは"みえない圧力"である．みえないだけに，対応がむずかしい．可能な限り，それらの影響を排除することが患者の自己決定には必要で，そのためには医師側が患者や家族を支援する必要がある．

## Ⅵ インフォームド・コンセントに戸惑うとき

インフォームド・コンセントの理念と実践を示してきたが，例外や圧力などもあって臨床現場においては戸惑うことも多いと思う．患者が意思を表明している，あるいは事前指示書をもっていたとしても，周りの家族がそれに反対したときなどは，対応に困るであろう．ある程度，柔軟に対応しなければならないが，困惑する課題について留意点をまとめる．

### 1 | 緊急時のインフォームド・コンセント

医療には，説明する時間がとれない緊急事態がある．そういったときも，意識がある状態なら，本人に説明して口頭の同意を得る努力が必要である．その時間さえないときは，インフォームド・コンセントの例外に相当する緊急事態として，推定同意が成立する医療に関しては本人の同意を得ずに医療を行う．

いずれの状況においても，後で落ち着いた時点で本人と家族に説明する必要がある．仮に，その時点で，本人たちの意向と異なる医療を行ったことが判明しても，医師側に説明責任を果たせるなら倫理的に問題はなく，実際に問題とされることは少ないであろう．無論，患者が特定の希望を表明していた場合は，その意向に従うことが医療倫理の原則にかなう．

また，単に「挿管」や「心臓マッサージ」をするかしないかを家族に提示すると，家族は「しない」意向をもっていても，そのことを医師にいえなくなってしまう．したがって，時間的余裕にもよるが，医療の目的から入り具体的な医療行為について，その必要性の有無も含めて関係者に説明して合意を得るようにする．

なお，救急の現場において，希望する家族には救急スタッフが心肺蘇生術を行うところを見せたほうが，後のPTSD関連症状や不安・抑うつの出現が減少して良好な経緯を示すことがわかっている．救急隊員にも負担にならない．したがって，心肺蘇生術施行にあたっては，家族に立ち会いを望むか否か尋ねて，その意向に沿うことが望ましい[18]．

## 2 患者の意思決定代行者が医療方針を決定する場合

緊急事態を除いて，医師が代理人を差し置いて意思決定を下すことはない．患者に代わって家族やほかの意思決定代行者が決断する場合も，患者本人が対象となるインフォームド・コンセントの理念と異なることはない．

▶▶ ✓ **患者の意思決定代行者も，可能な限り患者の意向を尊重することが望ましい**

ただし，意思決定代行者が患者に代行して医療方針を決定する場合に留意しなければならないことがある．それは，本人にリビング・ウィルや事前意思指示書があって，それを参照できる場合は，可能な限り患者本人の意思に従うのが望ましいということである．しかし，その場合でも，最終決定は患者の意思決定代行者が行う．なお，患者本人の意思は，口頭での意思表示も書面と同じように扱える．

患者の意思が不明の場合は，意思決定代行者の意思も大切であるが，むしろ患者であったらどうしたいかを考えて意思表示することが適切である．普段から人生や病気について家族間で話し合ってきたことを参考にできる．また，患者の意思決定代行者といえども，1人で決めるのではなく，家族を含めた関係者と相談したうえで，意見を取りまとめ，決定することが望ましい．このことは，後の意思決定代行者の心理的負担を減らす効果も期待できる．繰り返すが，家族や意思決定代行者は医療従事者側の心肺蘇生術を行うという提案を断っても問題は生じない．

---

**Column　最善の医療**

「最善の医療」という言葉が日本でよく用いられる．欧米の概念では，best interests（最善の利害関心事）が最も適合する．あるいは，good clinical practice（GCP：良質の医療提供）もあてはまる．いずれの英語も，「最善の医療」とは異なる意味合いである．「最善の医療」など実在しないし，医療の幻想を助長する言葉なので使用してはならない．パターナリズム医療に最善の医療という言葉が現れるのは，パターナリズム医療が望ましくないゆえに不適切な概念も出現するためであろう．

意思決定能力があるにもかかわらず，患者本人が意思決定に関与することを拒否している場合は，本人を差しおいて話を進めるのではなく，そのつど患者自身が拒否している理由や背景を理解することに努める．そのうえで，本人が他人任せにするなら，意思決定代行者に決定をゆだねることになろう．

日本には医療における代理人に関する明文法はないが，裁判官に判断をゆだねる特殊な例を除いて，患者自身が決定できないときは患者の代理人による意思決定を否とする理論や根拠は存在しない．つまり，ほとんどの場合，患者の意思決定代行者に任せられることになる．

### 3 | 受けないほうがいい医療を患者が希望する場合

医師にはEBMに基づいた良質の医療を提供する義務がある．したがって，良質の医療に反する行為は断って差し支えない．ただ，EBMといっても前提条件つきであり，実臨床において最善の医療を決めることは困難であるのが実態である．それゆえ，最善の医療という概念は使用しないことが望ましい．

#### ▶▶ ☑ 受けないほうが適切な医療がたくさんある

それに加えて，広く実践されている医療にははじめからやらないほうがいい医療行為がたくさんある．少し前まで，無症候性胆石手術や子宮後屈手術，胃下垂手術等々，多くの意味のない手術や医療が行われた．いくつかの有効性が否定されたがん検診や平均寿命後のがん検診，高齢者の大腸ポリープ切除術，偶発腫瘍切除，不要不急の血圧降下薬や脂質異常症治療薬の投与等々，現在でも意味のない医療行為にあふれている．

これらは「受けないほうがいい医療」に相当するが，一般に効能が過剰にあおりたてられているため，多くの患者が「すること」を希望する．その場合，拒否することはむずかしい．ただ，丁寧な説明を重ねると，納得する患者も数多くいる．したがって，医師には，あきらめずに適切な説明をすることが求められる．そのような説明を行っても「すること」を主張し続ける患者には，拒否を貫くか，妥協して「すること」を患者に提供するか，地域の医療事情も考慮して柔軟に対応することが求められる．

**事例24　患者の誤解は深刻な事態を招く**

麻疹に院内感染した1歳女児．重症喘息でステロイド治療中の女児が入院していた部屋に麻疹が発生した．主治医は感染したら命にかかわると予防的免疫グロブリン使用を提案した．しかし，保護者はそれを打てば間近に迫ったBCGが打てなくなると拒否した．主治医は上司に相談したが，「患者側の拒否」と判定して予防策を講じなかった．女児は教科書的な経過をたどり重症麻疹で死亡した．

**解説**

このような場合，麻疹の感染確率はほぼ100%であり，ステロイド使用中なので死亡率も30%前後と高くなる．予防策にはほぼ100%の効果が期待できる．仮に誤解のない拒否であったとしても，推定同意ありとして予防策を強制することが求められた事例である．BCGの日程と命にかかわる事態を天秤にかければ，命を優先するのが当然である．しかし，保護者にはBCGを気にする家族歴があったことから，事態を的確に判断できなかった．誤解している人

は，自分が誤解しているか否かを判断できない．したがって，患者が誤解しているか否かを判定できるのは医師側のみであり，医師にはそれを判断する義務がある．

### 4  誤解をしている患者の場合

患者側の誤解への対応が不十分と，インフォームド・コンセントの不備が問われた判例がある（**事例 24**）．麻疹の院内感染に際し医師側は予防的免疫グロブリン投与を提案したが，保護者が拒否したとして必要な予防策を講じなかった．医師は保護者の理解度を確認しないまま，拒否したと予防投薬を行わなかった．高裁で「誤解したまま放置したのではインフォームド・コンセントとはいえない．その結果，生じた死亡についても病院側に責任がある」と判定され，最高裁もこれを支持した．

#### ▶▶ 🚫 患者の誤解を解くのは医師側の義務である

誤解に至った元の情報は正しいので，その医師に不適切なことをしているという自覚はなかったであろう．しかし，患者が誤解をしているときに，正しいとはいえその情報をそのまま伝えても，患者側の思考経路は元に戻るだけで誤解を解くには役立たない．誤解している人は，自分が誤解しているか否か判断できない．それゆえの"誤解"なのであり，患者が誤解しているか否かを判定できるのは医師側である．

したがって，医師側に患者の拒否が誤解に基づくものなのか，的確に理解したうえで拒否しているのかを判断することが求められる．実践上はむずかしいことではなく，誤解の元にまで立ち入って，患者の理解について確認作業すれば簡単に判別できる．

### 5  倫理委員会の勧告に患者や家族が納得できないとき

日本医療機能評価機構が臨床倫理的課題を病院として検討する仕組みを求めているので，主要な病院は倫理委員会などをもっている．

倫理委員会が扱う臨床的課題は多い．かつては，新生児医療や DNR（DNAR），事前指示といった終末期医療が話題になった．しかし，新生児で予後の評価がむずかしい事例を除いて，ほかの終末期医療の倫理的課題などは整理されている．したがって，委員会形式をとらずに，臨床倫理士という倫理相談の専門職に課題の整理を依頼することが多い．今は，臨床倫理委員会に付託される課題は「関係者の意向が一致しないとき」が多い．

具体的には，患者と家族が望んだ医療方針に医療従事者側が納得できないとき，また逆に医療従事者側が提示した医療方針に患者と家族が納得できないときがある．その場合，まず求められるのは当事者間のコミュニケーションの向上である．

---

**Column　倫理委員会**

倫理委員会は，医療における倫理的課題を第三者機関として審査し方針を勧告する．倫理委員会には，臨床課題を扱う臨床倫理委員会と臨床試験課題を扱う施設内倫理審査委員会（institutional review board：IRB）がある．日本医療機能評価機構は「臨床における倫理的課題について病院の方針を決定している」ことを求め，「主要な倫理的課題についての方針」「倫理的な課題の共有・検討」「臨床研究に関する倫理的な審査」を対象としている（http://jcqhc.or.jp/）．倫理委員会は，院内の医療従事者と外部の法律関係者などの有識者で構成される．

> **Column　臨床倫理士（clinical ethicist）**
> 
> アメリカなどにある専門職で，倫理的課題に関する相談を受ける．倫理や哲学，聖職などの背景をもつ人が多く，医療倫理の教育を受けた医師や看護師がなる場合もある．養成するための専門科目や課程を提供している大学院も世界中にあるが，資格認定制度はない．かつては倫理委員会の業務であったが，課題が整理されてきて厳しい議論になることがないので専門教育を受けた個人に倫理相談を託すようになった．倫理委員会より迅速に動けるし，患者と医療職の間の紛争を解決するために有用である．

### 🚫 倫理委員会に決定権はなく，最終的に決めるのは患者である

　関係当事者がコミュニケーションを深めることによって一致できたときは，その方針を採用することになろう．一致できないときは，倫理委員会または臨床倫理士は第三者の立場から課題を整理して勧告を述べる．第三者が検討すると，関係当事者にはみえなかった新たな視点も現れて課題の整理に役立つことがある．そして，倫理委員会は，患者の自己決定に資するために医療方針の選択肢それぞれに重みづけして，勧告を出して役割を果たす．

　倫理委員会が患者と同意見であれば，患者の希望はかなえられるであろう．仮に，倫理委員会が患者の希望を支持しなくても，状況が倫理委員会諮問の手続きを開始したときより悪くなることはない．いずれにしても，倫理委員会に決定権はないので，最終的にはインフォームド・コンセントの基準に則り，倫理委員会の勧告も踏まえて患者が決める．

## 6｜介護老人保健施設におけるインフォームド・コンセント

　原則的に，通常の医療と変わるところはない．しかし，介護老人保健施設の入所者は，介護保険の適応を受け健康保険とは別扱いになるので，結構，施設と利用者の間でトラブルになる．

　日常的な医療は，施設サービス費に含まれ，施設側負担となる．他院に紹介して行われた医療や投薬費についても施設側の負担である．ただし，急変や昏睡などで緊急に医療が求められる場合は，状態によっては健康保険に準じた扱いとなる．他方，所定疾患施設療養費として肺炎と尿路感染，帯状疱疹の3疾患には，介護保険で追加算定が認められる．

### ✅ 高齢者医療は健康保険と介護保険の狭間で複雑である

　実際に，どの項目が保険の適応（施設側の負担）で，どの項目が私費負担になるかは，複雑である．たとえば，介護保険が適用されサービス費に含まれる流動食もあれば，薬価収載されていない流動食は私費となる．また，他院受診において，小物の実費など保険外に思わぬ小額の出費が生じることがあり，まったくの無料と思っていた利用者に不満が生じたりすることがある．あらかじめ利用者（患者・家族）に，それらについて説明しておくことが必要である．なお，介護保険の適応にない特別養護老人ホームなどにおける医療は，通常通り健康保険の適応になる．

## 7 | 臨床におけるプラセボのインフォームド・コンセント

偽薬あるいは擬薬のプラセボは，今でも特に痛みの治療に用いられる．ある報告では，世界の医師の17〜80％が用いているという[26]．たとえば，患者が痛みを頻回に訴えるが鎮痛薬を何度も使うのはよくない．そこで"痛み止め"と称してプラセボ（蒸留水など）を使う．

### ▶▶ 🚫 臨床におけるプラセボは，いかなる理由をつけようとも非倫理的である

効果のない物質でも患者は効果があったと感じるプラセボ効果は，鎮痛面で特に認められる．ある程度の効果があることから，医療界にはプラセボ使用は倫理にかなう手段であると誤解する人が多い[27]．プラセボが倫理にかなうと考えるのは，インフォームド・コンセントの例外にある「患者に恩恵がある場合」を適応しようとするからである．しかし，その規定は緊急事態が該当し，プラセボには適応できない．いかなる理由をつけようとも，臨床におけるプラセボ使用は患者を欺く裏切り行為であり，医療倫理上，容認されない．

なお，プラセボ使用の理由づけにされる「プラセボ効果がある」に関しては，そういう心理的効果で鎮痛効果が得られるなら，プラセボを使用しないでも心理・情緒的ケアが鎮痛に有効なはずである．その後者こそ，医療あるいは看護ケアに相当する．すなわち，「効果があるから」をプラセボ使用の理由づけにするのは，医師や看護師がみずからの職業のアイデンティティをないがしろにする行為である．

## 8 | 代替療法のインフォームド・コンセント

19世紀まで，西洋医学は水銀剤投与や瀉血療法を行い患者に害を与えていた．苦しめられる患者に対して，西洋医学にとって代わろうと出現したのが代替療法である．すなわち，代替療法派が"逆症療法"とよぶ西洋医学への挑戦として代替療法はある．

西洋医学と同じように"くすり"を用いたり"医学体系"を主張したりするのも代替療法の特徴である．ただ，それらの"くすり"と"医学体系"に合理性はないので，代替療法はある種の宗教である．西洋医学の補完と位置づけられる補完療法とは理論も実践も異なる．

---

**Column　自由診療はインフォームド・コンセント違反が多い**

医師の診療は，医師法と医療法，健康保険法と介護保険法，薬事法，それらの施行規則や療養担当規則などに規制される．たとえば，健康保険法保険医療機関及び保険医療養担当規則第二十条（診療の具体的方針）は，「良質の医療」提供を指示していると読める．また同第十八条（特殊療法等の禁止）には，「保険医は，特殊な療法又は新しい療法等については，厚生労働大臣の定めるもののほか行つてはならない」とある．これを健康保険法の枠外なら自由と読み替えて，様々な自由診療がまかり通っている．彼ら自由診療にあたる医師は保険医療養担当規則第二十条にもとらわれない．つまり，「良質の医療」もインフォームド・コンセントも端から無視される．結局，がんに効く魔法の水を買うのも，体性幹細胞移植術を受けるのも，すべて患者の自己責任になる．人々にはよくよく調べてから，自由診療を受けるよう勧めたい．

> **Column** 混合診療の問題点
>
> 　一般に混合診療と称される健康保険が適応される診療と保険外診療（自由診療）との併用は，健康保険制度で原則として禁止されている．それに対して，自由診療部分は私費とし，健康保険で保障できる部分のみ健康保険を適用すれば，健康保険財政に負担をかけずに私費負担をいとわない患者の希望に応じられるので，混合診療を解禁せよという意見がある．この考えは合理的に聞こえるが，その意見は誤っている．国は国際連合条約「経済的，社会的及び文化的権利に関する国際規約（A 規約）」によって，国民に「達成可能な最高水準の健康」を提供することが義務づけられている．私費であるからと高額な混合診療を認めた場合，その高額な医療は国にとって達成可能な医療とみなされる．したがって，低所得者には国費を投じてでも，同じ医療を提供しなければならない義務が国に生じる．つまり，ひとたび混合診療を解禁したら，健康保険財政は破綻する．最高裁が 2011 年に現行制度で混合診療禁止は合法であるとしたのは適切で，健康保険の枠内で行われる現在の先進医療制度（先進医療部分は自己負担となる適応を限定した混合診療）が妥当な手段と考えられる．

## ▶▶ ✓ 「代替療法にインフォームド・コンセントは要らない」は通用しない

　代替療法の効果は否定されており，うたわれる効果はプラセボ効果による．プラセボが効果を発揮するには，患者を代替療法治療士との依存関係におく必要がある．実際，代替療法にあたってインフォームド・コンセントをとることはなく，今日の生命倫理から認められない実践となる．

　また，西洋医学を否定するため，ワクチン接種に反対し，感染症患者への抗菌薬の使用を禁止させる．そのため，ときに死亡する患者が欧米や日本に続出している．最近では，代替療法の問題に気づく代替療法士もいるようで，治癒を図るのではなく，癒しを強調する代替療法士が増えている．

　いずれにしても，代替療法といえども，インフォームド・コンセントの理念に従い，適切な説明の後に，患者の同意を得る必要がある．その際には，現代医学からは効果が否定されているという情報も正しく伝えなければならない．なお，中医（中国医学）とアーユルベーダ医学は狭義の代替療法に入らない．ただ，**事例 25** のような稚拙さでは，患者の信頼が得られないであろう．医療の評価にあたっては科学的でありたい．

> **Column** 中医とアーユルベーダ医学
>
> 　それぞれ中国とインドで古代よりあって，観念的な医学体系をもつ．また，それぞれには効果のある治療法もあるので，狭義の代替療法には入らない．今は，中国でもインドでも，日本の漢方のように扱われる．つまり，人々は真の病気は西洋医学に頼り，そうでないとき，または西洋医学に治療法がないときは中医やアーユルベーダ医を訪れる．また，西洋医学学校でも中医やアーユルベーダ医学を教えるようになったことも，日本の漢方と同じである．

**事例 25** 花粉症に漢方が効いた？

　患者は 53 歳の女性．花粉症に悩まされている．医師を訪れて薬を処方されたが，眠くなるばかりで花粉症は変わらない．漢方が効くと聞いて，漢方を処方する別の医師を訪れた．その医師は患者の花粉症制御に苦労したが，3 か月ほどして症状が治まった．

解説

　医師は，「漢方が効いてくるには時間がかかる．苦労したけど，漢方がよく効いて，花粉症

も治ってよかった」と自画自賛した．ただ，その頃は花粉症の時期はちょうど過ぎたところであり，患者の花粉症もいつも服薬なしで完治していた．この患者は冷めた見方をして，来年は漢方には頼らないといっていた．

## 9 遺伝子医療とインフォームド・コンセント

　遺伝子学の発展から，特定疾患と関連のある遺伝子が次々と発見されてきた．そして，ヒトゲノム計画でヒトの全遺伝子解析が完了したのは2003年であった．しかし，遺伝子学の臨床への応用に関しては，「医療の幻想」という言葉がちょうどあてはまるかのような状況にある．遺伝学の知見は膨大で多岐にわたるので，ここはインフォームド・コンセントに関連の深い一話題に絞る．

　女優のアンジェリーナ・ジョリーさんが乳がん予防のために乳房切除術を受けたことが大きな話題になった．その発端となった遺伝子は1994年に三木義男氏らにより家族性乳がんの原因遺伝子として報告され，その後，関連遺伝子も相次いで発見された．予防的な乳房・卵巣切除術に関する臨床成績とシミュレーション（模擬計算）から，ほぼ9割の乳がんを予防できるとされる．以来，多くの女性が予防的に乳房と卵巣を摘出してきた．

　一般に予防的乳房・卵巣摘出術の適応は，乳がん・卵巣がんの家族歴を有する45歳以下の乳がん患者で，乳がん関連遺伝子が陽性などの場合とされる．自分または親類に多発性乳がん，あるいは男性乳がん患者がいるときは年齢にかかわりないともされ，ほかの発がん危険因子も考慮に入れる必要があって，適応を決めるのは簡単ではない．

　また，術後の残存組織に乳がんが発生する危険があるため，観察を続ける必要がある（画像検診は勧められていない）．乳がん関連遺伝子を保有していると，ほかの臓器の発がんの危険性も高いため，がんにかかる危険がなくなるわけではない．患者にとって，「予防的手術」という言葉のイメージから期待は高いであろう．しかし，予防的乳房・卵巣切除術のNNT（治療必要数）は100ほどである．予防的手術によって得られる利益を判断して，術後に乳がんの危険から全面的に解放されないこともあわせて，遺伝カウンセリングの支援を受けて最終的に方針を決定することが求められる．

　なお，関連する話題では，ある企業が保有する乳がん関連遺伝子の特許をめぐる訴訟で，2013年にアメリカ連邦最高裁が「分離されたヒト遺伝子の特許は認められない」と判決して，医師や患者，アメリカ自由人権協会などの主張を支持したことが特筆される．ただし，判決は人工的に合成された遺伝子は特許の対象になるとしたため，今後どうなるかは不透明な部分がある．法的側面については，アナス氏の総説を参照することを勧めたい[7]．

> **Column　予防的乳房・卵巣切除術の効果**
>
> 　予防的な乳房・卵巣切除術の真の効果をみるために前向き研究がなされた．そこでは，生来健康な307人の乳がん関連遺伝子陽性者のうち，96人が予防的乳房・卵巣切除術を選択した．その結果，年間の乳がん発生率は予防的乳房・卵巣切除者で0.8％，非切除者で1.7％であった．NNT（治療必要数）では，ほぼ100となる．つまり，予防的に乳房・卵巣切除術を受けて1年間に乳がん予防の成果を得られるのは100人のうちの1人ということになる（*Clin Genet* 2011；79：431）．この研究報告では，予防的乳房・卵巣切除術を受けなかった女性のほうがはるかに多かったことも特筆されよう．手術を受けたほうがよいのか，むずかしい判断が求められる．

## 10 ｜ 信仰をもつ患者には

「宗教と政治は，話題にしてはならない」といわれるが，それは医療の場においてもあてはまると思う．ただ，患者の権利には，「宗教的支援を受ける権利」がうたわれる（表3，p.11）．大切な課題なので世界宗教を念頭に信仰とインフォームド・コンセントとの関連について簡潔にまとめたい．

信仰は，特に終末期患者にとって大切である．「宗教的支援を受ける権利」も，致死的患者が要請したときに表出する．神学者によれば，信仰は人生の意味や安寧，支配感，自己実現などに役立ち，重症疾患によるストレスへの適応度を高めるとされる．

信仰の在り方からみて，信仰が深いほど，死後の安寧への確信が強いので，延命措置などには否定的になると考えられる．実際，カソリック聖職者団体は，終末期には本人と家族がよく相談したうえで，自然にゆだねるのをよしとしている．日本の宗教界も，無益な延命措置には批判的で，最期は自然な姿をよしとする考え方が多かった[28]．

ところが，ある調査報告では，信仰が深い人ほど延命措置を選択し，死の1週間前の濃厚治療を選択する人が有意に多かった[29]．報告者も戸惑っていたが，「死を前にして神にすがる」という現世利益を期待していると理解するなら合理的とみることもできよう．

また，信仰が深ければ，死者は神の御許に行ったとして，悲嘆を覚えることはないはずである．しかし，イエスさえも友の死に嘆き悲しんだ．悲嘆は自然な感情の発露と聖職者も認めるようになって久しいが，宗教の扱いは臨床においてはむずかしいと思う．患者が信仰に基づくケアを求めたときに備えて，宗教的支援の紹介先を準備しておくことがインフォームド・コンセントあるいは患者の権利に応えることになると思う．

### 小括

臨床におけるインフォームド・コンセントに付随する課題をみてきた．インフォームド・コンセントの理念は「患者が決める」と明快であるが，その実践には様々な課題がある．みてきた内容は，インフォームド・コンセントのピットフォール対策，あるいはインフォームド・コンセントを補完するものであった．

たとえば，患者の理解能力・判断能力については，実践的な見方をした．一方で，患者の理解能力・判断能力を定量的に測って，インフォームド・コンセントに役立てようという考えもある．しかし，本文に記したように，それでは一般臨床に適応できない．

また，倫理委員会についても，倫理委員会の勧告には従わなければならないといった思い込みも多いように思われる．その場合も決めるのは患者であり，そういったことも含めて，インフォームド・コンセントの例外やインフォームド・コンセントにかかる圧力など，インフォームド・コンセントをより実践的に行ううえで大切なことが理解できたと思う．

次章においては，医学医療とインフォームド・コンセントをより深く理解するために，医療の様々な課題におけるインフォームド・コンセントを考えてみる．

# 第4章

## 医療の課題とインフォームド・コンセント

　インフォームド・コンセントは患者の自律と権利の上に成り立つこと，それを実質化するための具体的な実践をみてきた．インフォームド・コンセントには付随する様々な課題があるが，それらへの対応策も前章において取り扱った．
　本章では，医学医療の課題を前面に，インフォームド・コンセントをめぐる課題を取り扱うことにする．はじめにインフォームド・コンセントを阻害する最大の課題である医療の幻想を扱い，引き続いて個別の医療課題を取り上げる．すべてを網羅するのは現実的でないので，理解が不十分と思われる領域，あるいは普段あまり話題にならない領域をおもに取り上げて，インフォームド・コンセントを考えていく．

## I 医療の幻想とインフォームド・コンセント

　医学の歴史は，期待の高まりと幻滅の歴史でもある．人々の期待は幻想へと向かいやすいうえに，医師はその幻想を際限なくあおり立ててきた．患者も何を何の目的で行うのか確認しないまま，医師が勧める医療を受けてきた．第一義的には医師の質の問題であるが，そのことも含めて，人々は常に医学医療の幻想に振り回されてきた．

　現在は，根拠に基づいた医療，すなわちEBMによって幻想を打ち破ることができる手法を医学医療は得た．しかし，残念なことに，そのEBMでさえ，幻想のなかに組み入れられてしまった観がある．肝腎なことは，EBMを適切に用いることである．ここに，医療の幻想とEBMの意義，実効性のあるEBMについて例をあげながら紹介する．

> **Column　貝原益軒の『養生訓』にある古代中国の言説**
>
> 　『養生訓』には，みだりに薬を服用するなという古代中国の言説が紹介されている．すなわち，「中医（中程度の医師）にかかるのは，医師にかからないのと同じ」「医に上中下の三品あり．上医（すぐれた医師）は病を知り脈を知り薬を知る（病気を理解し診断できて治療できる）．下医（劣った医師）は三知の力なし（いずれもできない）．中医は上医及ばすともみだりに薬を用いない」や「浅薄なる治しやすき症は，下医といへども，よく治す．感冒咳嗽，風邪，食滞，かやうの類は，まぎれなく，下医も治しやすし」という．後者の「インフルエンザ，かぜ，胃炎などは下医も治せる」は，インフルエンザやかぜなどに特効薬はないので（抗インフルエンザ薬は対症療法），要らぬ薬を服用すれば害反応が得られるだけであることを表している．

### 事例 26　医原性に患者を悪化させていることに気づかない医師

　89歳女性．脊柱管狭窄症（下半身知覚麻痺），高血圧，心不全，認知症．7年前から近医の往診を受けている．脊柱管狭窄症は15年前からで，手術はしていない．両下肢とも膝から下の感覚がない．全身浮腫があり，下肢はパンパンに腫れて1 cm前後の水疱が多発している．半年ほど前，左足母指内側に内出血ができ，徐々に悪化し，今は3 cmほどの潰瘍となり骨がみえる．形成外科医に診てもらって，イソジン®シュガーを使用しているが大きくなっている．血圧は102/70，脈拍は60であった．患者は，往診医に処方されたカルシウム拮抗薬と小児用バファリン®，ベンゾジアゼピンを内服している．

**解説**

　患者と家族によれば，往診医は薬剤を処方するだけで，診察された覚えはないという．診断名に心不全とあるので，医師は浮腫の存在を知っている．しかし，カルシウム拮抗薬からの医原性浮腫の認識はないようである．神経因性壊疽は悪化を続け，形成外科医は滲出液が多量に出続けるので，イソジン®シュガー処置を行っている．痛みがないので，患者は壊疽に治療が必要と気づかない．患者の介護者に，内服をやめ，基幹病院を受診するよう勧めた．

### 1　古代から過剰な医療は戒められてきた

　古代中国の言説は，自然治癒する疾患の場合，薬は使用しないほうがよいことを示す．現代医学は，フランツ・インゲルフィンガー（1910〜1980年）が「11％は劇的に成功，9％は患者を害する，80％はどちらにも無関係」と評価した．オリバー・ウェンデル・ホーム

ズ（1809〜1894年）が「今ある薬をすべて海に投げ込め．魚には迷惑だが，人間には大きな福音だ」としたのは今でも真であるといえよう．2000年にイスラエルで医師が長期のストライキを打ったときに国民の葬儀件数が有意に低下したことも同じ理由であろう．今でも，有効とされてきた治療法がかえって害になると警告される事態が続出している．

　その点，日本医療も例外ではない．日本の医療レベルは高いと思っている人は多いと思う．世界をリードしている医療領域があるのは事実である．しかし，一般診療に関しては，**事例26**にあげたように唖然とさせられるほど医師のレベルが低いのが実態である．

　たとえば，**事例26**の場合もあてはまるが，高血圧診療の問題も大きい．血圧は低いほど健康なのは確かである．かつて，筆者はオリンピック選手候補者の健康診断を担当したことがあるが，最高収縮期血圧は全員90 mmHg以下であった．健康なら低血圧が望ましいが，高血圧症患者の血圧を薬剤で下げると健康になるかというと，話は別である．詳細は「4．頼りにならない診療指針」（p.101）に記しているが，現在は高齢者の血圧を下げすぎている．

## 🚫 世界中で多くの人々が向精神薬によって苦しめられている

　過剰投薬の問題はあげれば際限ないので，ここでは向精神薬の問題について簡潔に追加するにとどめる．製薬企業の病気喧伝（disease-mongering）に乗せられて，世界中で多くの人が必要のない鎮静薬や抗うつ薬，抗不安薬を飲まされている．認知症も例外でなく，認知症患者に抗うつ薬は無効と判明しているし[30]，ベンゾジアゼピンには認知症を誘導する作用もある[31]．過剰に鎮静させられたり，薬の副作用によってかえって暴力的になったりと，向精神薬が人々に与えている害は計りしれない．

> **Column　病気喧伝とは**
>
> 　病気でない人を病気にして金儲けすること．医療化の一形態であるが，病気喧伝のほうがあくどい．精神・情緒が関連する領域に多く，最近では，不安や抑うつの気分変調を病気にして向精神薬を売りまくる行為がその典型である．また，いわゆる発達障害者に覚醒剤と同じ構造をもつ薬剤を投与する最新の医療も該当する．

## ✅ 濃厚治療は死亡率を高める

　アメリカの調査であるが，専門医にかかったために，かえって予後もケアの質も悪くなったという実態もある．また，濃厚治療を望んでそれに満足した患者では，死亡率が上昇していた[32]．こういった医学医療の現実を一般の人々も医療者も理解する必要がある．

> **Column　医療化（medicalization）**
>
> 　"普通の状態"あるいは"正常"という「平均的であること」を"健康"と定めて，それから逸脱した状態を病気にして，医学医療の対象に加えることをいう．19世紀の医学の発展とともに現れ，時代を経るにつれて目立ってきた．当初はヒステリーや自慰，閉経，短身，長身，禿頭，陰萎などが医療の対象に加えられ，現代では各種行動・気分変調，豊胸術などの各種形成術などが加えられた．2013年5月に発行されたアメリカ精神病学会「精神障害の診断と統計の手引き5（Diagnostic and Statistical Manual of Mental Disorders-5）」では，死別に際して悲嘆が深いと精神障害に入れられるようになった．

古代中国の言説,「中医(中レベルの医師)にかかるのは,医師にかからないのと同じ」は,今でも真実である.

## 2 ┃ 医学医療の幻想を助長してきた「患者第一の医療」

有益な医学医療は,有効に利用すればとても役に立つ.ここで医師が医科学を適切に使いこなせばいいわけであるが,医学も科学の一翼なので医師も「科学に使われてしまう専門家」になりがちである.EBMでさえも,同じ轍を踏まされていることについては後述する (p.101).

一方,このところ「患者の意向に沿う」ことが強調されてきた.「患者の意向に沿う」こと自体に問題はない.しかし,患者の意向や希望を具体的に突き合わせないと,医学医療で可能なこととの間に齟齬が生じる.医師が一所懸命になればなるほど,患者側の期待は高まり,現実との乖離は大きくなりがちである.

患者のことを思って,患者の訴えの原因を究明し,治療するのが医療である.不安を訴える患者に応えようとして検査をする.ところが,検査を多くして患者の不安を解消しようとしても,患者の不安は解消しない[33].つまり,「患者第一の医療」も表面的な対応では機能しないことがわかる.

### ▶▶ ✓ 医療の限界について患者や家族と話し合うことが重要である

現在は,EBMによって可能なこととそうでないことがある程度わかるようになった.以前は,「効果がある」といっても,「どの程度」といった具体的質問に答えられないのが実情であった.それでも「患者の意向に沿う」手前,「効果は限られる」とはいえない.EBMによって,どの程度有効なのかわかるようになったのは,大きな進歩である.

ただし,医学医療の限界はなかなか伝えられない.「早期発見・早期治療」にあてはまらない疾患が多いにもかかわらず,この医療標語は金科玉条のごとく扱われる.いったん,あおり立てられると,なかなか修正できない.たとえば,2013年3月18日の朝日新聞の社説「予防医療 多様な試みを生かそう」には「メタボ」という概念がうたわれる.しかし,「メタボを入れた棺桶のふたがとれないように釘が増やされた」といわれるように[34],もはやメタボはもてはやされる概念ではなくなっている.

患者と家族にとって,「治癒した」という姿は病気になる前の健康な状態に戻ることであろう.それに対して,医療者の「治癒した」は,現行の患者の病が改善すれば治癒となる.つまり,患者・家族と医療者の治癒は同一のこともあるが,開始時点から両者の医療の目的に齟齬があることも多いのではないだろうか.

### ▶▶ 🚫 「患者が決める」は,「何でも患者が決めてよい」ではない

患者と家族は医学医療に期待を抱くのが当然であり,そのこと自体が誤っているわけではない.しかし,それが行きすぎると,医療への期待をあおり立てられ過剰な期待を抱かせられ,「最後まで治癒医療を追い求める」という幻想に基づいた方向性に至ってしまう.その結末は,患者にとって決していいことではない[32].医学医療を冷静にみる必要がある.

一方,「患者が決める」のだから,適応にない医療行為まで求めてよいという意見もある.しかし,第1章 II「1.自律の考え方」(p.5)で強調したように,自律(患者が決める)

には責任を伴うことを思い起こしてほしい．適応にあることを行うのが医療である．適応にないことを行うのは医学医療の専門性を否定することである．「何でも患者が決めてよい」というのは，自律をよく理解できないために生じた本末転倒の考えである．

### 3 | EBMの役割

医学医療の有益性をみえるかたちにしてくれるのがEBMである．EBMによって，患者の意向の具体的目的まで考慮できるようになった．EBMは，有用と判明した医療行為によって具体的にどういう成果が得られるのか，そしてその成果は医療を受けた患者のどれほどに現れるかについて明らかにしてくれる．つまり，医療における重要な変数を少なくとも二つ減らしたことになる．

▶▶ ☑ **EBMは医学医療における不確実性を減らした**

従前は，ある医療行為が有用と判明していても，具体的にどういった成果がどの程度得られるのかは不明であった．EBMが医療における変数を減らしたこと，すなわち不確実性を減らしたことは，患者への説明にあたって重要である．つまり，患者の期待にどれくらい応えられるのかがわかるので，患者の希望と医学医療ができることについて具体的に突き合わせられるようになった．

もちろん，すべての領域でそれが可能なわけではない．しかし，EBMからの情報が不十分な医療においても，どこまで確定的といえるのか，つまり「わからないこと」がわかることになる．それはそれで，患者への説明に役に立つ．

患者の希望と医療の目的の突き合わせは検査の場合も同じで，検査の先にある医療の目的を十分に話し合わなければならない．すでに第1章の表7（p. 30）に利用できる質問は示してある．それらを利用して，具体的な医療の目標を話し合って定めることが大切である．しっかりした目的をもつこと，そしてそれを支えるEBMがあってこそ医療の幻想に対応できるようになる．

ただし，EBMも医科学の一部であり，「医師も科学に使われてしまう専門家になりがち」ということから免れ得ない．そのため，残念ながら，EBMと銘打ちつつ医学医療の幻想を助長する動きも続いている．そこで，次に診療指針の問題を述べ，適切なインフォームド・コンセントには血清コレステロール降下薬を例にあげて説明する．

### 4 | 頼りにならない診療指針

昨今は，各種疾患に対する診療指針が各種団体や学会から発行されている．多くの場合，診療指針は権威があるとされるので，それらを参照しながら臨床に従事するのが通常である．しかし，診療指針は玉石混交で，信頼できないものも多い．残念ながら，その事実を知らずに患者を害していることが多い．ここでは，高血圧症と糖尿病，前立腺がんに関する診療指針を取り上げる．

▶▶ ☑ **高血圧症診療指針の信頼性は疑わしい**

1999年に世界保健機関（WHO）と国際高血圧学会は合同で新高血圧症診療指針を作成した．実際は，国際高血圧学会の公式討議が終わってから，残った某製薬企業と関連のあ

る医師たちが作り上げたのがその指針である．WHO は，その製薬企業が近々その指針をある雑誌に発表すると知って，出し抜かれないために急遽（世界の 1 日がはじまる）ロンドンで，その指針を公表した．WHO の発表内容には，指針作成にあたって正式会議の後に残った一部の参加者が作ったことが示唆されていた．WHO があわてふためいて発表したため，図らずも不明朗な経緯を露呈してしまったのであろう．

　その指針の評価は，WHO 事務総長への公開書簡「新指針は高血圧治療薬の使用を奨励するだけで，膨大な費用の割に有益性はない」から明らかであろう[35]．残念なことに，この指針をもとにした診療指針が世界中で用いられて，高血圧症に対する治療が過剰になっている．

　もともと，高齢者では高血圧と死亡率の関連は少ないにもかかわらず，高齢者の高血圧症にも治療が勧められる．高齢者は高血圧のほうが日常生活動作（ADL）も良好で認知機能もよい[36]．身体機能が低下した高齢者では，高血圧はほかの要因に左右されずに単独で死亡率を下げる要因となる[37]．高度の高血圧症は望ましくないのは確かであろうが，どの程度の高血圧で治療を要するかについて高齢者のデータはあまりないのが現実である．おそらく，かつて正常上限といわれた「年齢＋90」程度の血圧は，治療の対象にならないであろう．そして，身体機能が維持されていて治療を要する高度の高血圧症の高齢者には，利尿薬を主とする処方で緩徐に降圧させることが適当と思われる．

## ▶▶ ☑ インスリン強化療法は 20 世紀の遺物である

　また，最新の糖尿病診療指針（アメリカ糖尿病学会とヨーロッパ糖尿病学会）は「2 型糖尿病患者診療指針：患者中心の取り組み」を発信し[38]，「目安として，発症間もない余命の長い患者ではしっかりした血糖コントロールを図り（たとえばヘモグロビン A1c 値は 7％以下を目標に），罹病期間が長く，低血糖を起こしやすい余命の短い患者では目標ヘモグロビン A1c 値を 8％（以上）にすること」を推奨している．この指針の適切さは，高齢糖尿病患者のヘモグロビン A1c は 8〜9％が適正という研究報告に現れている[39]．さらに，アメリカ内科医会の入院患者の血糖コントロール委員会は「内科/外科 ICU においてインスリンを使用するなら，目標血糖値は 140〜200 mg/dL とすべきである」と「害が増えるので，血糖を 140 mg/dL 以下にすることは避けるべきである」を勧告した[40]．

　ICU においてさえ目標血糖値は 140 mg/mL 以上である．一般病棟や在宅診療においては，より高いほうが適正であろう．実際，従来の糖尿病診療指針に従って血糖を制御しようとすると患者は寝込んでしまい，目標血糖とヘモグロビン A1c を上げると元気になることは，多くの臨床医が経験していると思われる．日本糖尿病学会の診療指針も改定が繰り返されており，早く望ましい指針となるよう期待したい．

## ▶▶ ☑ 例外を除いて前立腺がん PSA 検診は受けないほうがよい

　前立腺がんの PSA（前立腺特異抗原）検診は，推進する泌尿器科医も多いが，検診陽性者に対する精密検査時の合併症の多さから推奨できないとする意見が主流である．ここは，その議論には立ち入らずに，最新の指針を紹介するにとどめる[41]．その結論は，「50〜69 歳の男性に潜在的な利益と重大な害を説明したうえで，検診を明確に希望する人以外にはするな」と「50 歳未満では高危険群以外，69 歳以上，または 10 年から 15 年以上の余命

表23　血清コレステロール降下薬の治療成績

| 評価項目 | 治療群 食事療法群 | 治療群 スタチン群 | 相対的減少率 | 絶対的減少率 |
|---|---|---|---|---|
| 冠動脈疾患初発率 | 5.0 | 3.3 | 33 | 1.7 |
| 心筋梗塞発生率 | 1.6 | 0.9 | 48 | 0.7 |
| 血行再建術施行率 | 3.2 | 2.0 | 40 | 1.2 |

値は%．MEGA スタディという冠動脈疾患既往のない総コレステロール値 220～270 mg/dL の人(7 割が女性)を食事療法単独群(食事療法群)と食事療法＋プラバスタチン併用群(スタチン群)に割りあてて，平均 5.3 年追跡した研究の結果である．

がない者は検診の対象にしない」である．

　学会から臨床指針が出されている以上，患者への説明には指針も参照しなければならない．そのうえで，臨床指針の不適切さについても説明することがインフォームド・コンセントに不可欠である．

▶▶ ☑ **医師に渡った金額を公開すれば，不適切な臨床指針は減るであろう**

　なお，こういった不適切な診療指針ができる背景には，企業からの利益供与，すなわち利益相反の問題がある．残念なことに，WHO でさえ，利益相反の足かせから逃れられないことは高血圧症指針の問題で紹介した．それに対して，アメリカは 2008 年に連邦法を改正して(州によっては州法があった)，年間 1 億ドル以上生産する医生物薬企業は，25 ドル以上の贈与は，その贈与先医師・住所をすべて申告しなければならないとした．

　日本も同様の規則を作ったが，医師会や医学会の抵抗により，施行が立ち往生しているという[42]．アメリカのように医学生に企業との付き合い方を教育することが必要なのであろう．いずれにしても，こういった良質の医療提供という医師の義務がないがしろにされる状況を改善できない医師会・医学会は自浄機能を失っていると非難されてもやむをえない．次に，それに対して EBM ができることを高脂血症に関する診療指針をみながら解説する．

## 5 ｜ EBM は医学医療の幻想を打破できるか

　高脂血症に関して取り上げるのは，EBM の根拠として用いられる MEGA スタディである．動脈硬化に関連する診療指針(動脈硬化性疾患予防ガイドライン 2012)にも採用されて，スタチン剤が推奨される根拠となっている．なお，臨床試験の質という観点から，MEGA スタディには問題も多い．しかし，ここは MEGA スタディの質と問題にはふれずに，得られたデータをそのまま用いての診療について記す．

　MEGA スタディの紹介記事は，スタチン剤併用によって冠動脈疾患が 33% 減少したので，スタチン剤による一次予防は日本人に有益というエビデンスを示したとする．その内容を表 23 に示している．一見してわかるように実数(絶対的減少率)と相対的減少率の数値に大きな開きがある．

## ▶▶ ✅ 高コレステロール血症に関するインフォームド・コンセントの再現

　これらのデータをもとに，インフォームド・コンセントを再現してみる．まず，患者の希望と医療の目的の突き合わせでは，「心筋梗塞の予防」が出てくる．したがって，次は「予防ができるのか」と「できるとすればどの程度なのか」が課題となる．上記の値は統計学的に有意なので，「予防可能」という結論になる．かつては，この時点で終わって，患者にスタチン剤服用を指示していた．ここでは，次に「どの程度有効なのか」を問題にする．

　発症率が100%であれば，相対的減少率はそのまま減少した値になる．換言すれば，発症率が下がれば下がるほど，実数（絶対的減少率）と相対的減少率の差は大きくなる．すなわち，相対的減少率だけを表示して，有効性は高いとみせかけることができる．論文報告などで要旨に相対的減少率を「減少率」とのみ表記していることが多いのは，そうした有効率を高くみせたいという理由がある．

　MEGAスタディの絶対的減少率は冠動脈疾患初発率で1.7%，心筋梗塞発生率で0.7%，血行再建術施行率では1.2%であった．ここで絶対的減少率の逆数を計算すると，何人を治療すれば1人に効果が現れるかの具体的な値となる．これがNNT（number needed to treat，治療必要数）であり，表23では100前後である．それらに基づく患者への説明では，「スタチン剤を5年以上飲んだ100人のうちの1人に予防効果が得られる」となる．これら絶対的減少率と，見かけ上有効性が高く見える相対的減少率をどう評価するか，そこに患者の価値観が絡んでくる．

　多分，「3割も減るじゃないか」および「自分は100人のうちの1人」と考える人は飲むであろうし，「見かけに振り回されたくない」および「自分は100人のうちの99人」と考える人は飲まないであろう．また，どういうわけか，MEGAスタディで生存者数はスタチン群に少なく，仮にその数字が「害を受けた人」と仮定すると，ほぼ50人に1人に相当する．加えて，スタチン剤は飲んでいるときだけ効果が現れる．すなわち，予防効果を求めて飲むのであれば，極端には一生涯飲み続けなければならない．それらの情報を得たうえで，スタチン剤を選択するか否か，それを決められるのは患者のみである．

　インフォームド・コンセントにこういった説明をしなければ，患者に対して第3章 V「1. インフォームド・コンセントへの圧力」（p.85）に示した「操作」や「誘導」などの不適切な圧力をかけることを意味する．筆者が診療した患者では，それらの説明をした後で，スタチン剤を飲むといった人はごく例外的であった．飲んでいた人も，飲む前に医師から説明を受けた人は皆無であり，説明をするとほとんどが「もう止める」といった．こういった事実をとらえて「治療を止めさせたいときにEBMを用いる」という意見があるが，一面的な見方で適切ではない．

> **Column** 臨床試験における一次（主要）評価項目の大切さ
>
> 　臨床試験では，期待された効能が現れたか否かを評価して有用性を判定する．この有効性判定に用いられる評価項目を一次（主要）評価項目と表す．たとえば，抗がん剤では生存率向上が一次評価項目となる．しかし，生存期間に効果を及ぼさない抗がん剤が多いため，二次，三次評価項目として無病生存期間（無再発生存期間）や無増悪生存期間（無増悪期間），奏効率（腫瘍縮小効果）などが用いられる．当然，評価項目の重要度を下げれば，有効と判定されやすくなる．ある薬剤の臨床試験では，中間解析で目的とする効果がみられなかった．そこで，その臨床試験はある程度の効果がみられた二次評価項目を一次評価項目に昇格させて臨床試験を続行し，新たな一次評価項目で有用という結果を得て薬事当局に健康保険での採用を申請した．臨床試験の評価にあたっては，"有効" という言葉の裏にまで目を向ける必要がある．

## ▶▶ ☑ EBMにおいてこそ，患者の価値観を組み入れた医療が可能となる

　「100人のうちの99人」に効果がないわけではない．それは臨床試験における一次（主要）評価項目においての数字であり，99人にもある程度の効果があったうえに，1人に決定的な効果が現れたことを意味する．「100人のうちの1人に"有効"」というのは，現在使用されている薬剤のうちではかなり有効性が高い部類に入る．要は，どれほど効果があるのかの目安になるということである．

　そのEBMの数字を参考に，たとえば「99人にみられるある程度の効果」も重視するという人もいれば，「1人にみられる決定的な効果」だけを重視するという人もいるであろう．さらには，その「ある程度の効果」が臨床においてどの程度機能するかは，進行速度や悪性度といった疾患の特性によっても変わってくるであろう．そのように疾患の病態生理やEBMの数字に主観的な思いを加えたのが個人の価値観となる．

　患者は，こういった医科学に基づいた医療情報を提示されて，自分の主観（価値観）を加味して自己決定を行う．その経緯をみれば，インフォームド・コンセントにおいては患者の自己決定を支援することの大切さがわかると思う．

> **Column** NNT（治療必要数）の正しい理解
>
> 　1人に効果を得るには何人治療すればよいのかを表すNNT（治療必要数）は，その治療効果がどの程度なのかに関する信頼できる具体的数値である．たとえば，ピロリ菌除菌療法のNNTは1，閉経後健康女性へのコレステロール降下薬による冠疾患予防のNNTは5,000ほどである．患者への説明に有用であることがわかる．このNNTは臨床試験の一次評価項目の結果から導き出される．ということは，一次評価項目より重要度が低い二次あるいは三次評価項目を用いれば，NNTは小さくなる，つまり"より効いた"ように見せかけられる．一方，NNTを10とすると，「1人に効いて，9人には効かなかった」と誤解する医師が多い．正しくは，一次評価項目という決定的な効果が10人のうち1人にみられて，残りの9人にもある程度の効果はあったことを表している．また，信頼性の高いNNTが一つの臨床試験で得られれば，その疾患の発生頻度の異なる集団のNNTも計算できる．このように，NNTはEBMにとても役に立つ指標である．

## II 公衆衛生のインフォームド・コンセントは別扱いされない

　第3章において「公衆衛生における緊急事態」がインフォームド・コンセントの例外にあたることを紹介した．そのことから導かれるように，通常時において公衆衛生上，インフォームド・コンセントの例外が適応されることはない．しかし，「公衆衛生におけるインフォームド・コンセント」と称して，インフォームド・コンセントとは異なる概念をこの言葉にあてはめて，「強制的公衆衛生施策」を正当化しようとする考えがある．

　ここに，齲（う）歯予防のためのフッ素洗口と水道水フッ化物添加の課題を例にあげて，はじめにインフォームド・コンセントの基本から，次いで「公衆衛生におけるインフォームド・コンセント」と称する考え方から導き出されることを紹介する．結論を先に示すと，フッ素洗口についてはインフォームド・コンセント原則が適応可能であるが，現状はその倫理原則から大きくはずれている．水道水フッ化物添加については，もしそれを導入するなら法制化が必須となる．

### 1 フッ素洗口と水道水フッ化物添加のインフォームド・コンセント

　歯科学的・医科学的には，フッ化物と齲歯についての国際的なコンセンサスが得られている．すなわち，「フッ化物に齲歯発生を予防するある程度の効果がある」，そして「効果があるということは副作用もある」と簡潔にまとめられる．問題はその先にあって，その「ある程度の効果」と「副作用」の両極を天秤にかけて健康上の恩恵としてフッ化物を齲歯予防に推奨するに足るか否か，そしてそれを施策として強力に推進することが適当か否かである．それについて延々と賛否の議論が続いている．ここは両論がわかりやすい「日本弁護士連合会『集団フッ素洗口・塗布の中止を求める意見書』」[43]，および「日本弁護士連合会『集団フッ素洗口・塗布の中止を求める意見書』に対する日本口腔衛生学会解説」[44]という参照先をあげるにとどめて，深くは立ち入らずにインフォームド・コンセントの課題に集中する．

#### ▶▶ ✓ 現行の学校における集団フッ素洗口はインフォームド・コンセント違反である

　インフォームド・コンセントに関して取り上げる課題は，フッ素洗口と水道水フッ化物添加である．学校で行われている集団フッ素洗口について，推進派は説明したうえで個人（保護者）の自己決定に任せられているので，インフォームド・コンセントの原則に従っているという．一方の慎重派は，学校という規律が優先されやすい集団で行われるため，実質的に強制であり，今日の保健医療の自律と自己決定の理念にそぐわないという．実際はどうであろうか．

　今日では便利なことに，インターネットから各学校で用いられているフッ素洗口の説明文書をたくさん得ることができる．それらに記されていることはフッ化物の有効性と安全性の強調であり，その有効性とは条件つきであることや副作用の知見には触れていない．このような一方的情報の説明は，第3章 V「1.インフォームド・コンセントへの圧力」（p.85）で示したインフォームド・コンセントの説明で行ってはならない「操作」と「誘導」を駆使した手法であり，不適切な同意の取り方の典型例である．なお，「フッ素洗口は医療（歯科）行為ではないので，インフォームド・コンセントの原則は適応できない」とする意

見があるが，フッ素洗口が医療行為であることに疑問の余地はない．

　水道水フッ化物添加は「強制的な集団投薬」なので，適切なインフォームド・コンセントを経ていない．したがって，いかなる理由をつけようとも，「強制的介入」であり，人間の尊厳と基本的自由に反する行為であることに相違ない．そこを乗り越えるのは，第3章のインフォームド・コンセントの例外にあった「8．人権の停止措置」（p.83）を適応することで可能となる．たとえば，アメリカでは水道水フッ化物添加をしている州がある．それは人権を停止させる強制的施策であるが，住民が正式な手続きを経て法律を制定してから導入しているので，みずからが決定したとみなすことができる．

## 2 「公衆衛生におけるインフォームド・コンセント」から

　「日本弁護士連合会『集団フッ素洗口・塗布の中止を求める意見書』に対する日本口腔衛生学会解説」[44]では，「地域で，『公共の福祉』を政策として実現しようとする時，『個人の権利』を守ることと相容れないことが生ずるのではないかとの指摘がある．（中略）個人の主張を超えた社会の『取り決め』が必須であることを共通に認識しなければならない」と述べている．

　確かに，社会には「人は右，車は左」といった「取り決め」が必要である．しかし，日本口腔衛生学会解説が述べているのは，そういった道徳や倫理とは無関係の「行政上の取り決め」ではなく，人権や個人の自由に関連する「公共の利益を個人の選好に優先させる」という考え方である．

### ▶▶ ☑ 「公共の利益を個人の選好に優先させる」という考え方は前近代的である

　この前時代的な考え方が公衆衛生界に残っているのは，近代国家の成立に公衆衛生が果たした役割に基づくと考えられる．すなわち，富国強兵のため強靭な国民が必要になったとき，国民を健康にするために様々な施策が導入され，それの理論的・実践的枠組みが公衆衛生であった．具体的な施策としては，国による強制種痘と性病管理が主であった．警察や軍隊が感染症対策を担っていたのは象徴的である．しかし，そういった国家主義，「個人は国家に奉仕する義務を有する」という考えは現在の民主制社会にはそぐわない．強制種痘も，法律が廃されたか，"意識的忌避"によって事実上廃されている．医療において，「公共の利益優先」の思想が明言されることは，今やほとんどなくなっている．

　他方，国家主義からではないが，国民の健康を守る国の責務として，多くの国で歯の衛生のためと称して水道水フッ化物添加が導入されている．これは，国際連合条約「経済的，社会的及び文化的権利に関する国際規約（A規約）」によって，国は国民に「達成可能な最高水準の健康」を提供することが求められるという理由もある．ただし，専門家集団が住民のために決定するというのは父権主義（パターナリズム）であり，国家主義への復古を意味する．民主制社会にあっては，専門家集団の勧める「健康上，恩恵のある施策」を導入するか否かを住民みずからが決定するという手法が採用される．すなわち，アメリカのようにインフォームド・コンセントの例外とする法律を制定すれば，水道水にフッ化物を添加することが可能となる．

## ▶▶ ☑ インフォームド・コンセントは個人が対象であって，集団は対象となりえない

　日本では，法に対する考え方の違いから，アメリカのようにすっきりさせられない．そのため，「公衆衛生におけるインフォームド・コンセント」は臨床のインフォームド・コンセントとは異なるという理屈で，住民に恩恵のある医療については専門家集団が判断し決定することによって「強制的施策」を導入できるといったことが主張される．しかし，インフォームド・コンセントはあくまで個人が対象であり，集団を対象とするインフォームド・コンセントはあり得ない．なぜなら，集団対象では「個人の自由」も「個人の拒否」も担保されないからである．インフォームド・コンセントは，個人の尊厳と基本的自由という倫理原則に立ち返られなければならない．

### 3 | フッ素物添加とワクチン義務接種（強制接種）の課題は異なる

　アメリカなどでは各種ワクチンが小児に強制的に接種される．この強制的ワクチン接種と同じだとして，水道水にフッ化物を添加できる根拠とする考え方がある．しかし，その場合のワクチンの対象は，インフォームド・コンセント（自己決定）の例外となる小児である．ワクチンを拒否する保護者が妨げとなり子どもの福利が守られないとして，そういった非理性的な保護者に代わって国が代行意思決定を行うという論理に基づく．水道水フッ化物添加の課題とは明確に異なる．

　なお，2009年新型インフルエンザ騒動では，緊急事態として一般人へのインフルエンザワクチン強制接種が考慮され，ギリシャでは実際に法制化されたという．また，アメリカのニューヨーク州では介護者や医療従事者への強制的ワクチン接種を法制化した．しかし，2009年新型インフルエンザは季節性インフルエンザよりはるかに軽症であり，公衆衛生上の緊急事態に合致しないし，シラクサ原則（表22，p.80）の対象にさえならない．2009年新型インフルエンザワクチン強制接種という理不尽な施策採用の裏には，2009年新型インフルエンザに対する誤解とそれによって生じたパニックがある．非理性的な状況においては正当な枠組であるインフォームド・コンセントに基づく医療がないがしろにされるという格好の例といえる[45]．

## III 性差医療と生殖補助医療のインフォームド・コンセント

　性差医療は「女性専門」または「男性専門」を対象とするという意味ではなく，男性女性それぞれの特性に応じた適切な医療実践につなげるためにある．実際には女性専門外来の隆盛に至っているが，もともとは産科領域に男性医師が進出した18世紀に女性特有の医療倫理課題に注目が集まったことに端を発したといってよい．

　つい先ごろまで（少なくとも十数年前まで），手術に際しては男女ともに全裸で衆人環視の手術台に横たえられた．男性にとってもそうであろうが，若い女性には耐えられなかったであろう．今は手術着のファッションが競われる時代であり，隔世の感がある．女性への配慮からはじまった手術着の進歩には男性も利益を受けている．このように，両性とも利益を受けるのが性差医療である．

　また，EBMの広がりで判明したことの一つに，臨床的エビデンスがあるのはおもに成人

表24 患者の申告は正しいか？

| 対象 | 申告内容 | 答数 |
|---|---|---|
| 性行為感染症 | 正直に答えた | 46% |
| | 少なく申告した | 9% |
| | 虚偽の申告をした | 40% |
| 妊娠 | 回数を少なく申告 | 1人 |
| | 虚偽の申告をした | 9人 |

アメリカのワシントン D.C. で 1997 年の半年間，女性 118 人，男性 31 人の 149 人に尋ねて，そのうち女性 99 人，男性 27 人から回答を得た．

男性を対象としてであり，女性と子ども，高齢者は置き去りにされてきたことである．ここでは，広い意味での性差医療について，インフォームド・コンセントに関連する課題をみてみる．

## 1 性にまつわる情報の微妙さ

医療における女性特有の課題で，インフォームド・コンセントと医療情報に関連することの第一に「女を診たら妊娠と思え」という格言がある．冗談めかした言説であるが，真面目な意味合いが強い．

▶▶ ☑ **妊娠が考えられるときは，プライバシーに配慮しつつ再確認する**

初診において，「最終月経」は必ず確認される．しかし，筆者個人のほぼ 40 年間の臨床生活において，吐き気を訴える女性で本当は妊娠と自覚しているにもかかわらず，はじめの「最終月経」と「妊娠の可能性」の双方の質問に否定された経験が 3 回ほどある．

そのうちの 2 人は，付き添いの母親と友人に一時的に退出してもらって，「大切なことだから」と念押しして再確認したところ，あっさり妊娠と認めた．残りの 1 人は，消化器系の検査をはじめたところで，患者本人がつわりと告げてきた．いずれも，最終月経を尋ねられたときに妊娠と自覚していたが，つい「そうではない」という自分自身の淡い期待を口に出してしまったという．妊娠について確認を繰り返すことはハラスメントととられかねない．「女性患者には妊娠検査」では過剰医療になるし，扱いがなかなかむずかしい．

妊娠や月経に限らず，性に関連することは男女ともに正直に告げにくい．アメリカの調査でも，性病などに関する患者申告は正確性にかなりの疑問がある（表24）．妊娠は，ある意味究極的なプライバシーなので，母親や友人といえども，その前ではいえないこともある．正直に申告しにくいことには，プライバシーに留意して確認を重ねるなどの配慮が必要である．

## 2 産婦人科診察への配慮

産婦人科の教科書は女性の羞恥心への配慮にかなりのスペースを割いている．一般内科や外科でも，肛門診や直腸診，その内視鏡検査といった産婦人科診察に近い診察・診断行為がある．ある女性団体の調査には，傷つけられる医師の態度，安心できる医師の態度は

ほかの医療領域と同じであることと，女性特有のコメントが現れた．ここには，いくつか関連する項目を示す．

## ▶▶ ☑ プライバシー感覚は人それぞれなので，プライバシーへの配慮は患者に確認してから

　一般に，次に何をするか説明しながら診察行為を行うことが大切である．内診や腟鏡検査についても同じで，それをしているか否かで女性が受ける印象が大きく異なる．内診台のカーテンについては，あるほうがよいと思う医師が大多数であるのに対して，ほぼ4割の女性はないほうがよいと感じていた．すでに実践している医師もいるが，「女性に尋ねてからカーテンを閉める」というのが適切である．

　プライバシーに関しては，約6割の女性が守られていないと感じて，医師の半数は守られているとしている．密室にならないように医師が留意しているためであろうが，そういった配慮のことを説明しておくと，プライバシーに関する苦情は減ると思われる．

　また，妊娠・出産に対する感じ方の相違が女性と医師の間にある．それで結構トラブルになることに，「妊娠で幸せな気分だったのに，中絶の説明を受け打撃を受けた」というのがある．「おめでたです（よかった）」あるいは「中絶に」という"評価"は，妊婦の思いを知った後に言葉に出す配慮が医師に求められる．

　なお，アメリカの報告では，診察に来る患者のうち，内科で7人に1人，救急外来で9人に1人が縁者間暴力（DV：domestic violence）の被害者であった．ヨーロッパからは約患者10人に1人という報告もある[46]．日本の縁者間暴力の経験者は，ほかの先進諸国とほぼ同じなので[47]，患者の立場でも欧米と変わらないと考えられる．また，男性の被害者も意外に多いので，患者を診る場合には留意しなければならない．

## 3 | 生殖補助医療への配慮

　日本産科婦人科学会が頻回に倫理指針を出していることからわかるように，妊娠・出産をめぐっては医療倫理的課題が多い．その大きな要因は，女性に出産を促す有形無形の圧力が加わるからである．そういった場面こそ，インフォームド・コンセントの理念が適応されなければならない．

## ▶▶ ☑ 妊娠の可能性ありという甘いささやきでやめられない生殖補助医療

　かつて「妊娠・出産をめぐる自已決定権を支える会」と銘打った団体があった．この「自已」という字は象徴的である．本文には「自己」と記しているので，「已然形」に使われる「已」を意図的に用いたのであろう．つまり，「自已」とは「仮定形」で，真に自己とは認めない意味合いをもたせたと考えられる．実際，その団体は不妊女性を「かわいそうな存在」と位置づけて，不妊治療を勧めていた．

　不妊治療を受けている女性には，大きな心理的・経済的負担が加わっている．そういった状況にある女性を「かわいそうな存在」と位置づけることは，第3章（p.85）に示したインフォームド・コンセントにおける種々の圧力がより強くかかってしまう．この団体が目指していたのは，真の自己決定ではないといえる．

　「不妊治療は受けない」「はじめても中止できる」という選択肢についても十分に説明を重ねてから不妊治療への同意を得なければならない．また，不妊治療は多額の費用を要す

ることから，いったんはじめたらなかなか中止できない．不妊治療を継続するにしても，傾聴を重ねて，そのつど，同意を得る必要がある．

▶▶ ✅ **治療によって不妊が起こりえることに留意する**

　手術や抗がん剤，放射線療法によって生殖器に異常をきたすことがある．卵巣への直接的・間接的介入は不妊に至ることがあるし，男性性器に対する直接的な介入はもちろん，前立腺や直腸手術によっても陰萎が起こることがある．こういった話題はなかなか口に出せないことが多いので，後に大きな問題になる前に説明しておく．

　また，治療によって，生殖機能が失われる可能性がある場合は，可能であれば精子・卵子保存について患者に説明することが求められる．

## 4 | 胎児診断について

　胎児診断には障害者差別も絡んで，医療倫理に関する議論があらぬ方に向かってしまうこともある．厚生労働省は1999年に「厚生科学審議会先端医療技術評価部会・出生前診断に関する専門委員会『母体血清マーカー検査に関する見解』についての通知発出について」[48]を出して，配慮すべき事柄を網羅し，関係学会に早急かつ適切な対応を促した．

▶▶ 🚫 **胎児診断の臨床倫理的課題は，障害者差別とは切り離して考えなければならない**

　基本的考え方として，インフォームド・コンセントの原則が適応されること，しかし臨床においては医科学的，倫理的，情緒心理的側面いずれにも対応が不十分であることを指摘した．そして，説明にあたっては，社会的，倫理的背景に留意しつつ，前に示したような見えない圧力をかけないように配慮するよう求めている．

　それに応じて，遺伝学的課題に関しては関連する学会が合同で倫理指針を作成し，遺伝カウンセラーの育成などに努めてきている．しかし，新たな母体血清マーカーの出現を受け，2013年に出された日本産科婦人科学会倫理委員会の「母体血を用いた新しい出生前遺伝学的検査に関する指針」は，いまだ不十分な態勢のなか，母体血を用いた新しい出生前遺伝学的検査は，十分な遺伝カウンセリングの提供が可能な限られた施設において限定的に行われるにとどめるべきであるとして，実施可能な施設が備えるべき要件，対象となる妊婦の基準，実施されるべき遺伝カウンセリングの内容について示している[49]．

　確かに，一方的に検査を勧めるような施設も存在する．実際，不安の渦中にいる妊婦にとって圧力になるような説明をホームページに示している臨床施設もあり，「通知」[48]が求めている適切なインフォームド・コンセントにはほど遠い実情がいまだ残っている．

　一方，かつては「妊婦に障害児でも産むよう納得させることがカウンセリングである」と信じている遺伝カウンセラーが多かったという事情もある．日本は年間約20万件と中絶を容認しながら，障害を理由とした中絶を認めない（いわゆる胎児条項がある）珍しい国である．すなわち，道徳・倫理や規則が二重基準にあり，そのあいまいな基準のなか，本音と建前の間で苦しめられるのは女性である．インフォームド・コンセントの理念に立ち返り，女性の人権を尊重することが解決となる．

## ▶▶ ☑ 日本の胎児超音波検診は，壮大な人体実験である

また，胎児超音波検査の課題もある．超音波を利用した結石破砕装置があるように，超音波は強大なエネルギーを有する．動物実験においては，胎内で超音波を照射されると，生まれてから行動異常などの様々な問題が生じる．したがって，超音波照射された胎児に甚大な影響が及ぶことが想定されるので，胎児超音波検査は日本以外の国では問題視されている．

そこで，WHO が中心となり，出生後の影響が調べられた臨床試験をまとめた結果，問題となる副作用は生じていないとされた[50]．観察期間は短いし，無論，真に影響がないと証明されたわけではない．そこで，諸外国は，エネルギーの小さい機器を用いるようにして，回数を可能な限り減らすように指導している．日本ではまったく気にされていないが，胎児検診におけるインフォームド・コンセントの説明には，胎児超音波検査の副作用の可能性を加えることが必須である．

## 5 死産児の扱いについて

死産は悪い情報の一つである．かつては，褥婦にショックを与えないために死産児を観せないようにしていた．しかし，「両親には理解と現実直視が必要だ．死産児を観ないことにより両親の悲嘆はより困難になる」という仮説に基づいて，1970 年代後半から死産した褥婦に「死産児を観て抱擁して，かつ生きているかのごとく着飾り，葬儀を行い，形見を残す」ことが強要された．そして，死産にあたって「スタッフは両親に死産児を観て抱擁することを推奨する雰囲気を作ること」「両親はそれをしないと後で後悔して悲嘆がより困難になることを知らされる必要がある」とされ，欧米を中心に実行されてきた．

## ▶▶ 🚫 死産を経験した褥婦への心遣いは，先入観をもたずに，本人の意向を尊重する

しかし，筆者はこの欧米の推奨指針に疑問を感じていた[16]．悲嘆ケアに喪失という現状認識が必須なのは事実であるが，死産を経験した褥婦はすでにその現状を十二分に認識しているし，その褥婦に追い打ちをかけるやり方だと思ったからである．その後の臨床試験報告によると，その指針に沿った対応をした褥婦群のほうは，すべての評価項目［抑うつ，不安，心的外傷後ストレス障害（PTSD），次子との関係性構築］において，指針に従わなかった褥婦群に比して統計学的に有意に悪化していた．褥婦が死産児を観た理由はスタッフの勧告によることが最も多く，本当はいやだったが後の経過がよいといわれて指針に

---

> **Column　多死社会の到来**
>
> 2010 年の総死亡 1,197,012 人のうち，病院死が 931,905 人，診療所死が 28,869 人，介護老人保健施設死が 15,651 人，老人ホーム死が 42,099 人，自宅死が 150,783 人であった．団塊世代の高齢化で死亡数は増え続け，2030 年には 160 万人になると推定される．2011 年 10 月の中医協資料によれば，病院・診療所死が少し減り，老人ホームなどの施設死が現状の 2 倍ほど，自宅死が 3 割ほど増えたとしても，十数年先には年間 40 万人以上の死に場所がなくなる．医療福祉に使える資源の制約から施設死をそれ以上増やすことは現実的でない．結局，自宅死を増やさざるをえない．

**表25** 厚生労働省の「地域包括ケアの5つの視点による取組み」

①医療との連携強化
　24時間対応の在宅医療，訪問看護やリハビリテーションの充実強化
②介護サービスの充実強化
　特別養護老人ホームなどの介護拠点の緊急整備（3年間で16万人分確保）
　24時間対応の在宅サービスの強化
③予防の推進
　できる限り要介護状態とならないための予防の取組や自立支援型の介護の推進
④見守り，配食，買い物など，多様な生活支援サービスの確保や権利擁護など
　一人暮らし，高齢夫婦のみ世帯の増加，認知症の増加を踏まえ，様々な生活支援（見守り，配食などの生活支援や財産管理などの権利擁護サービス）サービスを推進
⑤高齢期になっても住み続けることのできるバリアフリーの高齢者住まいの整備
　高齢者専用賃貸住宅と生活支援拠点の一体的整備
　持ち家のバリアフリー化の推進

これらの実現には，人材育成や在宅医療連携施設の拡充，介護支援の改善，財産管理や権利擁護サービスの法改正，特別養護老人ホームなどの介護拠点の整備，医療計画の見直し，報酬の面からの支援などといった課題も山積している．

沿った褥婦もいた．

　しかし，それでも観察研究によれば，褥婦に被害を与えているという印象はないとして，褥婦に死産児を観たり抱いたりすることを強く勧める産科医は今でも多い．観察研究には比較対象がないので，害があってもそれに気づくことが方法論上できない．それにもかかわらず，自分の行いを否定されたくないために固執してしまうのであろう．仮に，いずれが正しいかは今後の研究を待たなければならないとしても，かえって後の経過が悪くなるという研究結果があったことを示したうえで本人に自己決定してもらうインフォームド・コンセントの基本に沿う必要がある．

## Ⅳ 在宅医療におけるインフォームド・コンセント

　かつての「往診」は医師が「主」でほかは「従」であったのに対して，「在宅医療」では医師は「従」になるという大きな違いがある．すなわち，医師と看護師のほかに，薬剤師やリハビリテーション，理学療法士，作業療法士などの多職種連携，一言で「チーム医療」の上に，患者（家族も対象）の生活面への支援も含めて全人的にみていくというのが「在宅医療」である．したがって，それら患者と家族，各専門職間の調整役の働きがとても重要になる．

　厚生労働省は在宅医療推進室を設け，表25のように地域包括ケアの推進を図っている．世界的にみると，もともと入院医療がほとんどない国が多いので，WHOはコミュニティ・ケア（地域共同体ケア）という概念を打ち出して対応することを求めてきた．日本のいう地域包括ケアが医療を重視しているのに対して，地域共同体ケアは福祉と介護に重点を置いているところが両者の相違点であろう．

### 1 在宅医療

　厚生労働省は「地域包括ケアの5つの視点による取組み」で，入院，退院，在宅復帰を

通じて切れ目ない継続的なサービスが提供されるという．実現されれば，24時間対応の在宅医療に訪問看護やリハビリテーションなども加えられ，独り暮らしや高齢世帯，認知症の人までが様々な支援を受けられ，最期まで自宅ですごすことができるようになる．

▶▶🚫 **在宅医療の充実は，何よりも優先されなければならない緊急の課題である**

　厚生労働省は病院外施設での看取りを推進しているが，施設死を増やすことは費用対効果で割に合わないので，際限なく増やせない．すでに，福祉・介護の手が届かなかった独り暮らしや夫婦二人暮らしの高齢者が自宅で死亡しているのが見つかる事態が日本の各所で続出している．今後，毎年，数十万人が施設外での看取りになるので，在宅死の体制を整備しないと，それら孤独死あるいは夫婦での孤独死がますます増加することは火をみるより明らかである．在宅医療の充実は，医学医療においてほかのどれよりも優先しなければならない最重要課題なのである．

▶▶✅ **特殊な事例を除いて，在宅医療でほとんどは対応できる**

　かかわる医療福祉介護が多職種にわたることを除けば，在宅医療にほかの領域と異なるところはない．それら専門職がチームで診療とケアにあたり，特殊な機器や手術を必要とする場合以外，特に慢性疾患の診療に関しては入院医療と同水準の医療が受けられる．
　24時間対応の在宅療養支援診療所は，いつでも緊急時に対応ができる体制がうたわれる．したがって，24時間の電話対応を基本に，必要があれば臨時の往診や訪問看護が出動する体制になっている．患者・家族からの要請には様々あるが，多くは口頭で対応法を説明することで足りる．インフォームド・コンセントの説明の適正度が時間外の要請数に関連するといっても過言でない．

### 2｜在宅緩和ケア

　がん患者は自宅や施設で療養中に様々な症状の進行もあり，それぞれに応じたきめ細かい対応が求められる．たとえば，脳血管障害や老衰患者の場合は，在宅診療に移るときは要介護度4や5になっていることが多い．それに対して，がん患者の場合は，在宅診療に移行時は要介護度1または2でも，すぐに4や5に進行する．したがって，当初の要介護度では著しい不都合が生じることになるので，通常は要介護認定の2段階程度の先取りを要する．

▶▶✅ **がん患者には，要介護認定の介護度を先取りする**

　その件については厚生労働省がすでに対応しており，2010年4月に「末期がん等の方への要介護認定等における留意事項について」の通達を出して，認定結果が出る前であっても暫定ケアプランを作成し，介護サービスを提供すること，迅速な要介護認定を実施すること，区分変更申請がなされたら速やかに変更することなどを指示した．
　また，2010年10月には「末期がん等の方への福祉用具貸与の取扱等について」の通達を出して，要支援および要介護1であっても，状態が急速に悪化し日常動作に困難等が見込まれる場合は，市町村の判断で本来は貸与にならない福祉用具を貸与することができること，介護認定審査会が付する意見で急激な悪化を見込まれる等意見付記を周知すること

を指示している．なかなか現場が動かないので，厚生労働省が現場の対応を促したものである．在宅診療を進める際のインフォームド・コンセントにあたり，留意を要する．

具体的な支援態勢には，住宅改造などの福祉関連事業や介護事業，移送・家事・食事支援といった生活援助などにそれぞれ専門職やボランティア配置が必要となる．そして，社会資源の活用には，医療社会福祉士（medical social worker：MSW）や余命6か月保険などの資産運用も含めた法律関連への支援も必要である．また，順調に在宅医療が進んでいるかについての評価や受給者への情報提供，権利擁護といったことを見守る第三者機関の創設も求められる．医療の役割は，おもに緩和ケアとバックアップ施設としての機能である．

## 3 | 入院から在宅診療への移行にあたって

患者も家族も退院や退院後の療養に大きな不安を抱えている．相談しにくいことや気づいていないことも多いであろう．したがって，インフォームド・コンセント，つまり適正な準備が安心できる在宅生活に必須となる．

### ▶▶ ☑ 在宅への移行には十分な準備が欠かせない

医療面・生活面の不安には，医療社会福祉士や看護師，医師，リハビリ担当者などが患者と家族の状況に応じた療養生活ができるように，退院前に医療サービスや介護保険サービスなどの各種サービスの準備を行う．自宅を訪問してバリアフリー化や生活活動動作に応じた住宅改造の計画を立てる．電気のスイッチ一つをとっても手が届く高さにするなど，本人の導線に従って考えなければならない．着替えをするための補助具，ベッドやトイレの高さといったこと，畳生活では起き上がるのに苦労することなど，また認知症では洗浄式トイレはふさわしくないなど，個人に応じて調整する必要がある．

退院時カンファレンスにおいては，患者と家族の要望に沿うように，介護保険が適応される場合は担当の介護支援専門員（ケアマネジャー）を中心に，訪問看護，訪問リハビリテーション，訪問入浴や福祉用具レンタル（特殊寝台，付属品，エアマット，サイドテーブルなど）の調整と確認を行う．吸引器や酸素機器の手配が必要な患者もいる．契約などの事務手続きが円滑に進むように医療社会福祉士や医事課の協力も欠かせない．

患者が実際に体験してみることも大切なインフォームド・コンセントの一環に入る．はじめから不可能と思っている人も多いので，在宅への移行に消極的な人ほど，体験してみることが有効であろう．これらの職種が互いに連携をとりながら，患者と家族の生の質（QOL）を上げられるようにチームで支えることを説明する．これらの項目が一目でわかるような，臨床のクリニカル・パスに準じた居宅サービス計画書（インターネットで多くの雛型が得られる）を作成すると，説明と準備に有用である．

### ▶▶ ☑ 前もって説明しておくことが緊急対応の頻度を減らすことにつながる

それまで受診していた病院や診療所との連携も可能であり，また自宅だけでなく高齢者向けマンションやグループホームへの在宅訪問診療もできる．そういったことも含めて患者や家族，あるいは施設の要請に応えるようにする．なお，入所ケアを希望する場合は，介護保険施設サービスの非常に複雑な条件等に遭遇するので，介護支援専門員とよく相談することが必要である．

緊急連絡先などは，みえるところにわかりやすく貼っておく．緊急対応が求められるというしばりが，在宅医療に消極的な医師が多い理由とされる．真の緊急事態もあるが，多くは患者と家族が不安に思って連絡してくる．したがって，多くは口頭で対応が可能であり，訪問を要するときも看護で対応できることがほとんどである．いかに，インフォームド・コンセントにおける説明を適切にしておくことが大切かわかる．

## V 臨終期ケアのインフォームド・コンセント

終末期ケアにおいても，インフォームド・コンセントの理念と実践に変わりはない．ただ，臨終が近づいている時期には特有の課題も現れるので，ここに死亡が近づいた臨終期におけるインフォームド・コンセントについて述べる．はじめに，誤解が多い臨床倫理について再確認する．

### 1 終末期・臨終期の臨床倫理

多くの人は「生命延長措置を受けなければならない」または「生命延長措置はやめられない」と信じているようであるが，その言説を支持する根拠は医学的・倫理的・法的に存在しない．『ヒポクラテスの誓い』に延命を図れという記載はないし，今日的な医療の義務にもない．終末が近づいてきたときに，どういった医療方針を選択するかの課題にすぎないし，生命延長措置を選択しないことは自死を選択することと同一ではない．

いわゆる生命延長措置は，東海大学安楽死事件の横浜地方裁判所判決にある「治療行為の中止が許容される要件」がわかりやすい．それによると，「対象措置として，薬物投与，化学療法，人工透析，人工呼吸器，輸血，栄養・水分補給など，疾病を治療するための治療措置及び対症療法である治療措置，さらには生命維持のための治療措置などすべてが対象となってよい」とある．ただし，それら生命延長措置に有用性が証明されたことはない．むしろ，終末期の飲食や酸素吸入に意味がないことは証明されている[51,52]．

### 🚫 生命延長措置は受けないほうが適切である

それらが延命措置として行われてきたのは，ほかの臨床状況において有効・有用な医療が末期状態の患者にも有用であろうと期待され，しかし実際には惰性で行われてきたからである．終末期には透析や人工栄養，補液なども控えられ，心肺蘇生や人工呼吸，気管切開などは行わないという医科学的コンセンサスがある[53]．日本においても，たとえば終末期の輸液は特定の適応となる病態以外では投与しないのが適切とする日本緩和医療学会の指針がある．

延命措置は行わないほうがよいという例に，末期がん患者に対する心肺蘇生術がある．転移がんで入院中の患者に心肺蘇生術が有効であった試しはなく，医師は無益で無駄な心肺蘇生術をすべきではない．患者の権利に関するリスボン宣言の第一条は「良質の医療を受ける権利」である．がん末期の心肺蘇生術などは意味がないので「良質の医療」に反する措置であり，それを提供しなければならない義務は医療側にない．無益な治療を患者に提供しないことは自律と無関係であり，患者にはそれを医師に要求する権利はない[7]．

### 🚫 延命措置の是非を問題にするのは，医療倫理に対する誤解からである

　いずれにしても，前述の横浜地裁判決で述べられているように，患者が生命延長措置を拒否し医師がそれに従って生命延長措置を行わなくても何ら問題は生じない．「生命延長措置を受けなければならない」や「生命延長措置はやめられない」というのは，理解が足りないための単なる誤解である．

　むしろ，「生命延長措置はやめられない」の前に，それらの医療措置を導入することが適切か否かを検討しなければならない．ときに，人工呼吸や人工透析などに生命延長の効果が認められるであろうが，そういったときこそインフォームド・コンセントの原則どおりに患者本人の自由な選択に任せられなければならない．医療界にはコンセンサスや指針があるが，それらは患者が自己決定する際の参照先としての役割を有するにとどまる．決めるのは，あくまで患者である．

　医師が患者に対して行う説明の際に，「命のため」や「命の軽視だ」「社会的に許されない」などということは，個人的信念の押しつけであり，また生命延長措置を受けることがあたかも普遍的価値観であるかのように患者を惑わせることになる．そういった言説は圧力になり，患者の自由な選択を許さない強制であり，インフォームド・コンセントの理念に反する．患者と家族に必要なのは，困難な選択を迫られることへの心遣いである．

　生命延長をあおり立ててきた医療従事者側は無益な生命延長策に消極的になっているが，あおり立てられた側の一般の人々や患者，家族のほうは「どこまでも延命を求める」という傾向にある．患者の意向に沿うのが倫理的に正しいとして，「どこまでも延命を求める」のは患者の自律性（自己決定）から認められるという意見もある．

　しかし，この意見は「自律は責任を伴う」ことを忘れている．多分，「何でもやっていいのが自律だ」と，自律を誤解しているために生じたのであろう．一方，医師が無原則的に患者に迎合することは，医療の適応を判断するのは医師の役割という医学医療の専門性を否定することである．医学医療の基本と患者の権利と責任に立ち返って考えれば，おのずから理性的な方向性がみえてくると思う．

## 2 ｜ 臨終期ケアで留意すること

　臨終が近くなると，患者には身体的変化と精神的変化が出現する．家族にとって，患者の身体的変化はある程度理解されやすい．一方，患者の精神的変化に，家族にとって受け容れることがむずかしい場合がある．患者は，社会性がなくなったり，人格変化や異常行動をしたりすることがある．このような変化は臨終が近くなってきた患者には普通にみられることで，その人の尊厳を傷つけるものではないこと，これまでと同じように患者に接する大切さを近親者には伝える．

　患者には幻覚，幻視も生じるが，これらもよくある変化であることを近親者に伝えて安心させる．また，患者が許しを請うたり，別れをいったりしたら，思っていることを正直に伝えること，後を託されたら託された人が「任せなさい」といえることが，患者の安らぎにつながることを伝えておく．涙も大切であり，避ける必要はまったくない．

> **表26** これから臨終に向かって患者さんに起こること

> 1. 患者さんは食物・水分をとらなくなります．そのほうが患者さんは安らかなのです．
> 2. 患者さんは昼間も眠った状態になります．目を覚まさせるのがむずかしくなります．これは身体の代謝機能が低下するためです．
> 3. 患者さんは落ち着きがなくなり，夢と現実の区別ができなくなったりします．これは脳内の酸素減少と代謝機能の変化によります．このようなときは，患者に穏やかに，しかも明確に話しかけ，患者さんを怖がらせないようにします．この時期の酸素吸入は無意味とわかっています．
> 4. 患者さんは，時間，場所，相手がわかりにくくなります．これも代謝機能の低下のためです．
> 5. 視覚，聴覚が鈍くなります．視力が落ちたときは明かりをつけておきます．聴覚は最後まで残るとされます．やさしく話しかけながら，手や肩をさわることは患者さんにとって意味のある心づかいです．
> 6. 体温が下がり，さわると冷たく感じます．顔色は青白くなり，うっすら汗ばみ，身体の下の皮膚の色が黒ずんできます．これらは血液循環が落ちたからです．対策は要りませんが，毛布などをかけます．
> 7. 通常は，死の直前まで尿・便失禁は起こりません．しかし，起こったときに備えて，腰の下に耐水性ビニールなどを敷いておきます．失禁が起こったときの対応は，それまでの清拭と同じです．
> 8. 喉の奥にガラガラという音が出ることがあります．これは唾液や痰がたまるためです．音が気になりますが，ご本人は苦しんでいませんのでご安心ください．吸引は要りませんが，綿棒などでとれるなら液をぬぐってあげます．
> 9. 患者さんの呼吸が乱れ，呼吸しない時間が交じるようになります．臨終が近くなるにつれて，呼吸のない時間が長くなります．
> 10. 臨終の前は，顎を上げて空気をほしがるような呼吸になります．その後，顎を動かすだけになり，呼吸停止に至ります．こういった呼吸は本人の生きる努力と感じられて，見守るご家族はつらいでしょうけど，患者さんは意識がないので苦痛を感じません．

最期の姿には個人差があるので，このとおりになるとは限らないこと，急な変化も十分にあり得ることの理解を促すことも大切である．

### ▶▶ ☑ 臨終期には恐れや不安の思いを表出してもらう

　患者との死別は家族にとって，ことのほかつらい時期である．その時期を乗り切ってもらうためには，家族が怖がったり不安に思ったりすることを傾聴し共感を示して，恐れや不安の思いを言葉に表出させることが大切である．そうすることで，誠実で前向きに，臨死の患者を抱えた家族，差し迫った身内の死に恐れを抱いている家族と信頼関係を結び，率直に話し合うことができる．

### ▶▶ ☑ 患者が死に臨んで起こることなどについて必要な情報を提供する

　"恐れ"には，"知らないことをなくす"ことが重要である．そのため，表26のように死期の近づいたことを予測させる症状を記した小冊子を用意して家族にあらかじめ説明しておく．この点，入院中でも在宅においてでも変わらない．個人差があるので，必ずしも死の過程がこのとおりになるとは限らないが，前もってこれらの情報を知っていれば，いざというときにあわてなくてすむ．

　不確実なことなので，医療従事者にもわからないこと，予測不可能なこと，ひいては不

安や恐れがあることを表出することも大切である．それによって，家族は自分たちだけが不安や恐れの渦中にいるわけではないことを知って安心につながる．そして，医療従事者もこの困難な時期を患者や家族とともに乗り切りたいと願っていること，最後まで支えることを伝える．

なお，人それぞれ知りたいことは異なること，知りたくないと思われる方はその小冊子を読まなくてもよいことを伝える．また，斜め読みでもおよそのことはわかること，さらに知りたいことやわからないことは遠慮なく尋ねてよいことも伝えておく．次項の臨終期ケアも含めて，これらのことは主として自験例に基づいているが，臨床研究上も同種の取り組みが適切であることが示されている[54]．

臨終期には患者の意識状態は落ちているので，ケアの対象が家族に移っていることが多い．したがって，情報提供の対象は家族が主となるので，インフォームド・コンセントの"患者に先に説明"という原則は多くの場合，適用されない．

**事例27** **死別にあたっては家族ケアを重視する**

98歳，男性，慢性腎不全．血圧が低下して，意識は痛刺激にわずかに反応する程度となり，尿はほとんど計測できなくなった．3月中旬に訪問診察を行ったところ，努力性呼吸に無呼吸が交じっていた．そこで，家族に「そろそろご臨終が近いですね」と説明した．その夜11時30分頃，家族から亡くなったと連絡があった．

解説

このとき，「そうですか．では，その時間で死亡診断書を書いておきます．朝に取りに来てください」で終了してもよい．しかし，規則上は臨終への立ち会いは必須とされなくても，医師が遺体を診ないで死亡診断書を書くことは例外であろう．実際は家族ケアで家族にねぎらいの言葉をかけることが大切である．なお，無診察で診断書交付ができるのは24時間以内に診療していた場合で，診療中の疾患で死亡することが予測されていたときである．

## 3 臨終期ケア：看取りのインフォームド・コンセント

調査によると，多くの人が在宅死を望む．しかし，同時に，周囲に迷惑をかけるからと病院死を選択する人が多い．ということは，在宅死を望むなら，患者本人と家族の強い意思が必要とわかる．ただし，この場合の「強い意思」とは，誰にでも天賦に備わる「強い意思」で十分であり，超人的な意思が求められるわけではない．肝腎なことは，「家で」と患者も家族も意思を統一することである．

▶▶🚫 **死に逝く患者には誠実に苦痛から解放されることを伝える**

看取りが近づくと患者の意識状態は落ちているので，ケアの対象が家族に移る．ときに，意識が落ちる前に「この後，どうなるのか知りたい」という患者がいる．そういったときには，表26にある臨床症状の変化を中心に対話しつつ，苦痛は起こらないことなどを直接患者に話してよいことが経験上わかっている．

筆者は，臨終にあたってはタッチングなどの非言語的コミュニケーション法をとりつつ，患者に「これ以上，苦しむことはありません」「楽になります」「大丈夫です」といっている．そうすると，患者は一様にホッとした顔つきになる．そして，苦しそうな息づか

### 表27　死の確認方法

1. 呼吸が止まります．胸が動かない，呼吸音が聞こえない，金属や鏡をかざして曇らない，紙片をかざして動かないなどから確認できます．
2. 心臓が止まります．左胸や首の横をふれて，心臓や動脈が動いていないことから確認できます．
3. 尿・大便の失禁が生じたりします．
4. ゆすったり，呼びかけたりしても，反応がありません．
5. まつ毛や眼に触れても，まぶたが動きません．
6. 眼球が動かず，瞳孔が開いたままになります．
7. 顎が弛緩し，口を少し開けたままになります．

このようなときは時間を確認し在宅ケアの担当者に連絡する．深夜であれば，次の朝で十分である．救急車や警察を呼んではならないことも確認しておく．

### 表28　臨終あるいは臨終が近づいたときの対処法

1. 臨終が近づいたと思われるときは，訪問看護担当者に連絡します．状況に応じて，訪問看護や訪問診察があります．
2. 臨終に医師や看護師の立ち会いは必須ではありませんので，いなくても心配ありません．
3. いつ亡くなったかわからなくても大丈夫です．今の時間を記録します．
4. 救急車や警察は呼びません．
5. 亡くなられたら，ご家族で十分なお別れをします．訪問看護担当者への連絡は急がなくても結構です．
6. 連絡を受けた訪問看護師が対応を説明します．ときに，訪問は次の朝になることもあります．
7. 看護師と医師が訪問して，必要な処置をして，診断書交付の準備をします．なお，条件によって医師が訪問する必要のないときもあります．
8. ご遺体は患者さんとご家族のご意思どおりに扱いますので，看護師と葬儀関係者に伝えてください．

いも穏やかになる．死に逝く患者には誠実に対応することが肝要だと思う．

#### ▶▶ ☑ 臨終あるいは臨終が近づいたときの対処法を説明しておく

　次いで，在宅においては医療従事者が臨席しないことがあるので，患者が死亡したときの確認方法に関する情報が大切である（表27）．これによって，医療従事者以外も患者の死を知ることができる．そして，患者の死亡が確認されたら，表28のように次にどうするかの方法も伝えておく．

　なお，死亡に医師の立ち会いが必要と誤解している人は，一般の人々はもちろん医師の間にも多い．これは，医師法第20条に「診療中の患者が受診後24時間以内に死亡した場合に死亡診断書が交付される」との記載から生じた混乱である．これは，無診察で診断書を交付することを禁じた条項で，読んで字のごとく死亡に医師や看護師の立ち会いを求めたものではない．状況によっては，**事例27**に示したように，医師によるあらためての診察を要しないこともある．

### ▶▶ ☑ 予測された在宅死に救急車も警察も呼んではならない

したがって，入院中はもちろん，在宅診療では特に臨終に医療従事者の立ち会いは必要ないことをあらかじめ説明しておく．救急車や警察を呼ばないようにすることの確認も大切である．最も神聖なときであるべき死別期を消防隊や警察によって台なしにされることは避けなければならない．この点について，「臨終に医療従事者がいなかった」と怒る家族もいる．あらかじめ説明しておくことが，第1章の**事例10**（p.15）に示されたような誤解と無用の混乱を防ぐことにつながる．

在宅ケアでは入院医療より措置は少ないとはいえ，管が留置されていることもある．また，最近は植込み型自動除細動器が患者に埋め込まれていることもある．その機器によって扱いが異なるので，死亡が予想される場合はあらかじめ適切な処理の仕方を確認しておく．

在宅診療中の患者が死亡したときの遺体の扱いは入院中の死亡と同じである．いずれにしても，死亡直後の遺体の扱いは看護業務であり，エンゼル・メイクとして遺体に死化粧をすることも広がっている．最近は，葬儀業者も研修を受けて遺体の扱いの質も上がっており，家族がすでに連絡していることもあるので，エンゼル・メイクのことも含めて家族の意向に沿う．

ちなみに，死亡診断に「老衰」はなくなっている．しかし，超高齢で真に老衰と思われることもある（致死的不整脈なのであろうが）．家族への説明は，「老衰」でいいと思うが，診断書上は国際疾病分類に基づいて別の病名が書かれることも説明しておくことが望ましい．

### 4 死別ケア

死別直後の家族ケアを死別ケアということがある．ただ，いくつかの特定事項以外は基本的に悲嘆ケアと同じなので，あらためて死別ケアといわない見解もある．いずれにしても，患者との死別直後の困難な時期を迎えている家族に心遣いすることが大切である．

### ▶▶ ☑ 死別ケアに必要なのは，傾聴と共感，見守りなど一般的に配慮できることである

家族ケア全体に通じるが，基本は傾聴と共感，沈黙，タッチングなどのコミュニケーションを促進する姿勢である．故人と故人の病気について語り，子どもも含めて家族を泣かせることを恐れない．家族の思いを尊重し，家族に感情の表出を勧め，医療従事者はそれらを尊重し，そのまま受け入れる．また，家族にやさしい質問をして，家族が質問することを促進する．苦しみは続かないこと，そして辛抱することを伝える．

> **Column エンゼル・メイク**
>
> エンゼル・ケアともいう．英語にないカタカナ日本語である．家族ケア目的で行われる看護手技の，遺体に対する死化粧をいう．欧米には，エンバーミング（embalming）という手技がいにしえよりある．

表29　死別ケア（死別直後）として家族に配慮すること

1. 電話連絡して訪問する（電話は時に負担になることに留意）．
2. 葬儀や死亡診断書，必要書類など行事や行政手続きを手伝う．
3. 葬式や追悼式への出席，終了後の支援，墓参へ同行する．
4. アルバムを見て思い出を共有する．
5. 追悼の信書や電話への返信を支援する．
6. 日常性を保つことも必要なので，日常生活を支援する．
7. 特に記念日や休日などがつらいので寄り添う．
8. 遺族に準備ができたら，所持品を処分するのを手伝う．
9. 重要な決定は延期したほうがよいこともある（代行はしない）．
10. 各種援助団体や参考書などの情報を伝える．

必要なことは残された家族によって，また状況によって大きく異なる．原則，「してあげる」という姿勢ではなく，家族の主体性を尊重する．

## 死別ケア（悲嘆ケア）にはボランティアの役割が大きい

かつては，死別直後の家族へのケアは地域共同体が行っていた．しかし，現代にあっては，そういった伝統はほぼ消えている．その代わりに，ボランティアの役割が重要性を増している．日本ではあまり一般的ではないが，欧米のホスピスでは悲嘆ケアの早い時期を死別ケアとして，表29に示した項目などを制度化している．

たとえば，「安心の電話」という遺族への支援を死亡から4週間にわたって行い，ホスピス職員が気にかけていることを知らせる．また，1年間にわたって1対1の訪問支援をするボランティアを死別直後から配置する．彼らは，家族の要望に応え，ホスピス職員に死別ケアから得た意見や感想を返して，必要なときには専門家が訪問できるようにする．記念の儀式などへ誘うカードの発送も，ボランティアの役割である．

## VI 医療事故にもインフォームド・コンセントの理念を

医療事故にも災害の法則，「事故発生の可能性があるなら事故は起こる」というマーフィーの法則，および「1件の重大災害の裏に，29件の軽災害があり，300件のヒヤリ体験がある」というハインリッヒの法則があてはまる．事故対策から導かれた改善策も固有の問題を内包するので，改善後も事故が必発する．すなわち，いかなる対策を講じようとも，医療事故は決してなくならない．医療訴訟の多いアメリカでの経験では，補償に至るまでの被害発生頻度は患者5,000人あたり1人である．

医療事故とインフォームド・コンセントには，あまり関連がないと思われるかもしれない．しかし，欧米では医療事故防止のための施策に，患者や一般市民の参画が必須となっている．そのことは，特に薬害とその防止において大切である．医療の主体である患者（と潜在的患者である一般市民）が方針決定に参画するというインフォームド・コンセントの理念は，そのまま医療事故防止策の策定にも適用される．ここでは，倫理面を中心に，インフォームド・コンセントに関連することを描き出す[55]．

## 1 医療事故と医療過誤

### 1）医療事故の現状

日本医療機能評価機構の医療事故情報収集等事業平成22年年報によると，2010年末の参加1,229施設数で医療事故情報届出は年間2,182件，ヒヤリ・ハット発生は560,024件であった．死亡は182件（8.3%），障害残存の可能性ある事故は809件（37.1%），その可能性のない事故は1,123件（51.4%）であった．関連診療科の実数では整形外科が最も多く，次いで内科系，外科系，精神科で，産科は少ない．同機構は，「処方関連の間違い」や「治療部位の左右取り違え」などの再発事故に関して，「医療安全情報」で注意を促している．

全国の医療事故死数は，医療事故情報収集等事業の対象が全病床数の12%であること（対2009年総病床数），事故は施設規模が大きいほど多い等から年間約1,500人と推定できる．人口2倍のアメリカの医療事故死は，1993年で7,391人であったので，医療事故情報収集等事業による把握は実数に近いと考えられる．なお1999年，アメリカ医学研究所は年間44,000～98,000人が医療事故死と報告した．それは「医療事故に遭遇して病院で死亡した事例」で「病死」も含まれる．

### 2）医療過誤の現状

患者に侵襲・傷害を引き起こすことなしに医療は存立し得ないので，医療過誤の認定は困難なことが多い．警察庁統計によると，医療の受給・提供側双方から警察への届出が2000年頃から増加し，少ない年で100件強，多い年で250件ほどある．それらの約半数が立件されている．なお，警察への届出のうちには医師法第21条の異状死体の取り扱いに関する医師の誤解による事例も含まれる．

また，医事関係訴訟委員会に提示された資料で医療側に有責とされた医療訴訟数は，2003年の44.3%が最高で，以後，漸減し2010年は20.2%である．医療事故情報収集等事業における2010年の事故届出数2,182件を総病床数に換算すると，約18,000件になる．医事裁判の有責判定を過誤とするなら年間で約3,600件になる．ただし，裁判所は医学医療の常識とは別次元で判定することがあるので（**事例28**），医事裁判の結果に頼ることはできないという条件つきである．

---

**事例28　救急医療の専門性と診療義務が焦点になった裁判**

交通事故にあった38歳女性．原告側は「心嚢内出血で穿刺が必要であったが，それをしなかったのは過誤」と訴え，被告側は「当直の脳外科医にそれを要求するのは無理」と弁明した．鑑定人も高裁裁判官も「脳外科医は最善の措置を講じていたので，脳外科医に注意義務違反を認めることはできない」とした．しかし，そのうえで高裁判決は「救急医は，救急蘇生法，呼吸循環管理，意識障害の鑑別，救急手術要否の判断，緊急検査データの評価，救急医療品の使用等についての相当の知識及び経験」を有することになっているとし，本件においては治療が可能な医療機関へ転送すべきであったとして，それをしなかった担当医の行為を注意義務違反とした（大阪高裁2003年10月24日判決）．

解説

判決が指摘した救急医たる要件は，一般的救急手技を述べている．「相当の知識及び経験」の中身が問われるが，鑑定人も高裁判決も述べているように，すべての救急医に心嚢内出血の

表30　医療過誤を開示することへの患者と医師の考え

| 項目 | 患者の考え | 医師の考え |
|---|---|---|
| 過誤の定義 | 広範：狭義の過誤に，避けえない害反応，サービス低下，対人関係の未熟さを含む | 狭義：認容された標準的ケアからの逸脱 |
| 開示する過誤 | 害をなしたすべて | 些細な，患者が理解できない，患者が知ることを望まない過誤は除く |
| ニアミスも？ | 意見分かれる | 開示しない |
| どう開示する | 真実を，同情をもって | 真実を，客観的に，専門家として |
| あやまること | 望ましい | あやまると訴えられると懸念 |
| 感情面への影響 | 混乱，怒り，恐れ | 患者が害されたことで混乱，経歴への影響を懸念 |

（文献56より）

診断とその穿刺を要求することは現実的でない．この高裁判決は多重基準に基づいているので判断はむずかしいが，結局のところ「救急医はすべての領域の専門性を備えていなければならない」を意味するため，「専門医がいない」と救急患者が随所で断られる事態に至っている．原告救済のために一貫性のない判決になったのであろうが，この判決は救急医療に大混乱を引き起こしている．なお，地裁は原告の請求を棄却していた．

## 2 ｜ 医療事故へのインフォームド・コンセント

枠組みとしては，厚生労働省と日本医師会，日本学術会議などが制度設計も含めて対策を提案し実現化を図っているが，個々の内実にまでは踏み込んでいない．背景となるデータは欧米発が多いが，基本的に変わるところはない．たとえば，表30にアメリカ発の医療事故に遭遇したときの患者・家族と医師の考えを対比させている[56]．予想されるように，患者側は幅広い対応を望み，医師側は防御的姿勢となっている．

イギリスの国民医療機構（National Health Service：NHS）の一般人を対象としたデータでは，医療過誤に希望することは，「謝罪と説明」「原因究明」「患者・家族支援」「金銭的保障」の順であった．また，一般に医療の成果への不満より，貶められた等の対医師関係や医師のコミュニケーション技能が訴訟に至る因子として重要である．

### ▶▶ 🚫 医療事故に「まず，あやまろう」は，患者と家族へ共感を示す言葉である

そういった背景から，医療事故への対応で最も大切なことに患者・家族への配慮があり，今では「あやまる」ことが推奨される．イギリスは，国立患者安全機構をNHSに設置した2003年から「まずあやまる」の実践を図っている．アメリカでの「まずあやまろうキャンペーン」の経験では，それ以前に比して，医療訴訟に要した補償金と人的資源いずれも減少した．その実績にはマスコミも注目して，「まずあやまろうキャンペーン」を支援している（**事例29**）．

「まずあやまる」は医療事故におけるインフォームド・コンセントのはじまりである．患者と家族に真摯に状況を説明して，次にできることをともに相談して，患者と家族の意向

に沿った医療事故に対する対策や措置を行うという流れになり，臨床におけるインフォームド・コンセントの段階を踏むことが医療事故対策になる．

なお，「あやまること」には関しては，欧米でも 2000 年頃までは「罪を認めること」と同一視されていた．しかし，本人に責任がないにもかかわらず，「すまない」「残念だ」の表現形としての"あやまり"は一般社会ではよくなされる．その医療における実践であり，責任を認めることと別次元にある．したがって，「あやまろう」には，「不注意に責めを負わされるな」ということもつけ加えられている．

無論，責任があるなら，有責を認めたほうがよいことも指摘される．日本では医療賠償保険がらみで，保険会社が当事者間の直接的対話を妨げているという事情がある．しかし，「まずあやまる」は保険会社にとっても有益なので，あやまることに関して当事者間の直接的対話を推奨する欧米並みの対応が望ましい．

### 事例 29　医療過誤に訴訟を選択しなかった

40 歳女性．腹痛で診療を受けたところ，その病院における前の手術の際に，左骨盤腔に電極が置き忘れられていたことが判明した．一部親族が訴訟を勧めたが，その女性は「病院が直ちに過ちを認めて，すぐに対応したことに感謝する」と表明して，簡潔な交渉から 800 万円ほどで解決した．

#### 解説

ニューヨーク・タイムズ紙による「まずあやまろうキャンペーン」の一つで，2008 年 5 月 18 日付の記事である．裁判になったら，はるかに多額の賠償金になったであろう．調査によると，ミシガン大学病院では 2001 年の訴訟数 262 件が「まずあやまろう」の姿勢をとりはじめたところ，2007 年には 83 件に減少した．同じく，イリノイ大学病院でも，2 年間で訴訟数が半減した．いずれも賠償金は大きく減り，弁護士雇用などの人的資源面でも大きな節約になっていた．同様の現象は，オーストラリアなどからも報告されている．

### 3｜患者の安全文化を創る

診療関連死を調査する目的は，事故の原因を究明して再発防止につなげるためである．日本法曹界に根強い「医療事故は警察へ届出」と「刑事罰を科す」は，「患者の安全を図る医療文化を形成しよう」とする国際常識に反する．イギリスの国立患者安全機構の指針にも刑事に付すという項目はない．刑事に付される懸念のないアメリカでは，2005 年に民事においてさえ「自発的に届け出た事例は医療裁判の証拠として用いられない」という連邦法を成立させた．イギリス，アメリカともに，医療ミスを申告しても罰せられない患者の安全文化を創ろうと努力している．

#### ▶▶🚫 医療過誤事例で医療従事者を罰するというのは合理性を欠いた考えである

医療従事者を罰するという考えは，医療を萎縮させるだけであり，患者の利益を損ない，患者の安全を図る思想と矛盾する．福島県立大野病院事件で国際常識に則った司法の判断が下されたのは患者の安全のために幸いである（第 1 章の**事例 9**〈p.14〉）．診療関連死の取り扱いが議論されているが，国際常識に沿った制度ができることを願いたい．

## 4 | なぜ薬害はなくならないのか

　日本では，薬害がいっこうになくならない．その背景に様々な要因があり，全容は描ききれないので他書にゆずりたい[57]．ただ，理由の一つに，過剰治療の問題がある．その一端はすでに本章のI「医療の幻想とインフォームド・コンセント」(p.98)の項目で紹介した．ここではインフォームド・コンセントに関連するEBMと薬害，予防原則について記したい．

　予防原則とは「重大かつ不可逆的な影響を及ぼす恐れがある場合，科学的に因果関係が十分証明されない状況でも，その恐れのある行為をやめる」ことで，もともとは環境汚染を規制するために現れた制度や考え方である．予防原則が適応されていたなら，水俣病をはじめとする多くの被害は最小限に抑えられたであろう．

▶▶🚫 **日本人医政者の考え方，「多数の被害者が出てから対策を開始する」は絶対にただすべき考えである**

　予防原則の考え方は薬害防止にも適用できる．実際には，予防原則という概念がうたわれる以前から，欧米ではその考え方に基づいて薬害が防止されてきた．たとえば，サリドマイド胎芽症である．1961年，サリドマイドの危険性を察知したオーストラリアのウィリアム・マクブライド産科医とドイツのビドゥキント・レンツ小児科医がそれぞれ警告を発した．それに応じて，ヨーロッパ（アメリカでは不認可）はすぐにサリドマイドの使用を禁止した．

　一方，日本は「レンツ警告は胎芽症とサリドマイドの関連を決定づけたものではない」として，対策をとらなかった．「対策には，関連性が確実でなければならない」という考えは，根拠を重要視するEBMの姿勢にかなっている．その考え方は，新薬は臨床試験によって有用性を確認してから導入するという状況においては正しい姿勢である．ところが，同じ姿勢を薬害にあてはめるとどうなるであろう．サリドマイド胎芽症では「害反応が生じた」という報告があったら，「因果関係を確認しなければならない」という姿勢になる．すなわち，多数の被害者が産まれるのを確認しなければ，サリドマイド使用を禁止できないことになる．

　繰り返すが，薬害の防止には，予防原則を適応しなければならない．そうでなければ，多数の被害者が出てはじめて対策が開始されることになる．残念ながら，日本の医政当局は今でも「多数の被害者が現れてから対策をとる」という姿勢をとり続けている．それが，いつまで経っても日本から薬害がなくならない理由である．

▶▶✅ **薬害の可能性は，インフォームド・コンセントに開示すべき必須の情報である**

　臨床においては，仮に薬害と断定されなくても，その可能性がわずかでもあるなら，インフォームド・コンセントの一環として，薬害が生じる可能性を患者に説明しなければならない．

## 小括

　臨床の様々な課題において，インフォームド・コンセントの理念と実践がどのように働くかについてみてきた．医療問題の多くは，本章の冒頭に示した医学医療の幻想に負うところが大きいことがわかると思う．それら問題は，EBM が導入されて解決されたかと思われた．しかし，実際には，その EBM でさえ，医学医療の幻想に取り込まれてしまった観がある．

　医療文化を変えるのはとてもむずかしい．筆者は活動のなかで，ホスピスケアや在宅ケアを推進することは医療文化への挑戦であるといい続けてきた．患者への説明一つをとっても，いまだ望ましい姿とはいいがたい．医学医療には，古代から今日まで様々な紆余曲折があったが，インフォームド・コンセントの理念より医科学発展が優先される傾向は今に続いている．現在の日本など先進諸国では，生の質（QOL）を高めるための医科学発展には有益性が認められるが，生存率を高めたり生命を延長させたりする目的の医科学発展に有益性はほとんどない．

　医学医療は人間の尊厳と基本的自由の保障という基本に立ち返って考える必要がある．そうしてはじめて，医療を取り巻く様々な課題への解決の道もみえてくると考えられる．そして，いまだ十分に達成されていないとはいえ，EBM と NBM が医療という車の両輪であることは確実であり，それらを具現化する努力が必要であると思う．

# 第5章

## インフォームド・コンセントのトリセツ

　インフォームド・コンセントの理念から実践まで，配慮しなければならないことも含めて描いてきた．インフォームド・コンセントは患者の人権の発露であり，患者の自律を基盤とする．むずかしい概念ではないが，誤解も多く，また旧来の医療文化との間にきしみもみられる．ここに，インフォームド・コンセントの理解を深められるように，インフォームド・コンセントへの批判的な見方などに応えつつ，「取扱説明書（トリセツ）」のまとめとしたい．

## I "他山の石とする"

　専門家が専門用語を使ってしまうのは医師だけではない．たまたま，2012年夏に，NHKのラジオ番組，朝の電話相談を聴く機会があった．対象は，夏休みの子どもたちである．幼稚園年中組の女の子から「葉が黄色くなったり赤くなったりするのは，なぜですか？」の質問があった．

　専門家の回答は，まず「紅葉」と「色素」からである．「べにいろ（紅色）」で「紅葉」，「黄色も紅葉」と，用語の説明から入った．今時の幼稚園児に「べに」がわかるかなと思ったが，やさしい説明はそれで終わり，かつ「色素」の説明がなかった．その後も，「紅葉」や「色素」がポンポン出てくるので，多分，幼稚園児には意味不明だったと思う．

　もちろん，「わかりましたか？」の確認はない．専門家の「赤くなるのはどの植物？」という問いに女の子は答えられない．次いで，アントシアニンとかクロロフィル，カロチンなどのカタカナ，専門用語がポンポン出てくる．大学生に紅葉の植物学的機序を教えているかのようであった．

　司会者がときどき助け船を出し，女の子に「わかったー？」と尋ねていた．女の子はそれには，「わからない」と答えたり「わかった」と答えたりしていたが，とても理解できたとは思えない口ぶりである．最後に「わかったか？」と問われて「わかったー」といっていたが，女の子の世辞であろう．

　物事をやさしく解説することは非常にむずかしい．詳しく説明しようとすれば，かえってむずかしくなってしまう．これが還元主義（reductionism）という科学の法則で，理科系も人文系も同じであり，深入りするほど物事はむずかしくなっていく．医療従事者は，この専門家を他山の石としなければならない．

## II インフォームド・コンセントはむずかしい？

　患者は，自分たちのために医師が最善の医療を選択して行ってくれることを望む．医師側からは，インフォームド・コンセントへの根強い疑問，たとえば「医学に関することは説明しても，患者は理解できない」「そのときは理解しても，すぐに忘れる」「危険のみを覚えて，必要な治療を受けなくなる」といった意見も聞こえてくる．

　患者は医学に素人なので，医学を理解できなくて当然である．したがって，患者は「わからない」を恥じる必要はない．そのときのために専門職である医師がいる．そもそも，ある疾患のすべてを描ききるには，教科書1冊が必要になるくらい情報量は多い．患者にすべてを理解してもらって自己決定に結びつけることなど，はじめから不可能である．それなら，どうしたらよいのであろうか．

　医学情報を患者に押し込もうとするのではなく，患者の疑問（症状等）に応える形式で診療を進めることが適切である．気にかかっていた疑問が解かれていく過程それ自体が理解も深まっていく過程であることは，患者という立場であっても同じである．このように，診療過程に沿って説明していけば，患者の理解が得られて，自然に医療方針決定に患者の参画が得られるようになる．

## Ⅲ　インフォームド・コンセントは医師の免責のため？

　また,「インフォームド・コンセントは医師の免責のため」という見方も根強い．確かに歴史的には，中世ヨーロッパやアラブ世界，また日本においても，患者の同意には「うまくいかなくても，とがめません」という文言が入っていた．

　今日のインフォームド・コンセントへの理解において,「（患者の）自由になされた決定の結果に対する責任は患者が負う」という自律の原則がある．しかし，それは自己決定までの患者の権利と責任を示しているのであって，その後に続く医療行為には医師が「良質の医療提供」という医師の義務と責任を果たすことも求めている．

　つまり，インフォームド・コンセントには「医師の免責のため」という側面があることは否定できないが，それには医師が医師の職業義務を果たすことが前提にある．「良質の医療を提供する」医師の義務に反する行為があれば，「インフォームド・コンセントを得ていた」という言い訳は今日でも通用しない．

> **Column　医師の職業倫理確立は世界的課題**
>
> 　薬の過剰投与を防ぐために，その温床である薬価差益をなくしてきた．ところが，わずかになってしまった薬価差益から利益を得ようと，医師は投与薬剤数を増やせるだけ増やすようになった．つまり，日本は医師による薬の過剰投与を改善しようとして，かえって過剰投与を助長してしまった．ヨーロッパのいくつかの国では，医療費徴収に私的裁量の幅を広げたとき，医師の不正請求に悩まされるようになった．医師も人であるので，不正行為の誘惑に流されたり，収入のために患者を利用したりする．こういった現象は世界中に発生しており，医学教育に道徳や倫理の科目が導入された理由の一つである．

## Ⅳ　形式的・形骸化されたインフォームド・コンセントを避けるには

　2012年，羽田空港での経験である．待合室から滑走路のほうをみていると，地上係員がトレーラーを止め，荷台から車止めを出して，車の下に投げ込んだ．車輪にセットするのだろうとみていたら，そのまま放って歩き去ってしまった．

　滅多にないが，何らかの理由で車が勝手に動き出すことがある．そのために複数の防御策を講じ，それらの一手段が車止めである．しかし，実際には無駄なことを1日に何十回もさせられる職員にとっては退屈なだけである．「格好だけで終わらせてしまいたい」と思うのも，無理からぬことである．

　この事例もまた他山の石とすることができる．医療従事者にとって，インフォームド・コンセントの手続きは空港職員の車止めと同じで，多くの場合は日常的な同じことの繰り返しである．しかし，「車が勝手に動き出す」という滅多に起こらないことに相当するのが，医療ではインフォームド・コンセントの不備による医療事故である．医療問題は，それが顕在化する事態にならなければ，患者は医療問題とインフォームド・コンセントの不備に気づくことができない．

　「顕在化しなければ気づかない」ということは，医師も無意識のうちに不適切なインフォームド・コンセントになっている可能性があることを示唆する．日常性に埋没すると，大きな落とし穴に遭遇することがある．インフォームド・コンセントではかなりの数の書

類に署名する必要がある．限られた時間内に，そのすべてに目を通すことは実質的に不可能なことが多い．それを「読まなかったのは個人の責任だ」といってしまうのは，訪問販売とかキャッチ・セールスで消費者をだますのと同じである．医療従事者にとっては「いつものこと」であろうが，患者にとってはすべて新しい経験である．日常性の落とし穴が患者に及ぼす不当性と危険性はアナス氏が強調している[7]．

　形式的・形骸化されたインフォームド・コンセントを避けるには，患者側も努力する必要がある．その一つが勧められた医療の拒否（経過観察という選択）である．逆にいえば，「代替法や患者の拒否が念頭にない」というのが医療の大きな問題である．医療の限界や不確実性，幻想などを考慮すれば，患者の拒否や経過観察の選択肢に合理性があることが多い．医師の勧めを丸呑みすることなく，確認することを怠らずに，そして「拒否」するほうが正しいことが多いことを理解してほしい．

　そこで，患者と家族に求められるのは，医師が提案する医療に根拠があるのか，医療の質は高いのかなどといった面の確認である．たとえば，医師が自分の奨める医療方針に同意するように，説得していると感じたときを想定してみよう．そういったとき，患者と家族にとって，なぜ医師がその方法を強く奨めるのか根拠を尋ねることは自然の流れであろう．その対話の先では，患者と医師がそれぞれの価値観を話題にすることも自然の成り行きと思う．形式的なインフォームド・コンセントは，患者側と医療従事者側の真摯な協同作業によって避けられる．

## V　医療は自動車とは異なる

　「1,000台に1台が事故を起こす車に乗る人はいないし，そんな車を売ることできない．それと同じで，1,000人に1人に事故が起こるのは良質の医療といえない」という意見をある弁護士が医療事故防止に関する集会で述べていた．

　至極もっともののように聞こえるが，この論理はあやまっている．すなわち，1,000台に1台が事故を起こす車は買わなければよいが，医療では1,000人に1人が事故（不成功）に至ることを承知で行うことがたくさんある．同じ確率でも，医療と自動車を同列に扱ってはいけない．

　適正に医療を行っているか否か，医師をビデオで監視することはできる．しかし，手術を例にとってみれば直ちにわかるように，たとえいくら医師を監視しても，自分（患者）は"まな板の鯉"にならざるを得ない状況が医療にはある．あらためて，医療と自動車は異なることがわかる．

## VI　これからの医療に向けて

　これからの医療のキーワードには，「人権尊重（インフォームド・コンセント）」「EBM（根拠に基づいた医療）＋NBM（物語医療）」「情報化（専門的医療情報に誰でもアクセス可能）」「在宅医療（医療の場の多様化）」があると思う（表31）．

　インフォームド・コンセントの理念のもと，患者が自分で判断して自分の価値観も加味して医療方針を決める．医療従事者は，医療情報の説明や患者の精神・情緒面への配慮も

**表31** 21世紀の医療

> Ⅰ．人権尊重（インフォームド・コンセント）
>   1．患者と家族の意思と希望を尊重
>   2．患者・家族と医師の人間関係（パートナーシップ）を形成
>   3．EBMに基づき患者の価値観を考慮して推奨
>   4．医療の目的で一致したことを確認し，良質の医療を提供
> Ⅱ．EBMとNBMは医療という車の両輪
>   1．医科学の重視（不確実性も含めて，医療の根拠を提供）
>   2．EBM（根拠に基づいた医療）＋NBM（語りに基づいた医療，物語医療）
>   3．医療の幻想の抑制
> Ⅲ．情報化（専門的医療情報に誰でもアクセス可能）
>   1．各種疾患の診療指針
>   2．薬剤医療機器の副作用情報（医薬品医療機器総合機構）
>   3．患者の語り
> Ⅳ．在宅医療（医療の場の多様化）
>   1．地域共同体ケア（コミュニティ・ケア）
>   2．患者と家族，ボランティアの参画
>   3．療養の選択肢の多様化

含めて，患者の自己決定を支援する．医療の目的から医療方針までを確認し，人間関係を重視しつつ，患者の望みに沿うかたちで患者が決定した医療を提供する．

物語医療（narrative-based medicine：NBM）とは，患者の語る物語を全面的に尊重し，医療従事者との対話のなかから新しい物語が生まれ，それが患者自身の気づきと癒しにつながり，医療の目的を達するという医療である．それは患者の人生を知ること，患者の道徳観や価値観を理解することであり，患者と医療従事者の間の対話も深まる．EBMの推進者はNBMの推進者でもあり，一言で「EBMとNBMは医療という車の両輪」ということができる．

また，情報化の時代，各疾患の診療指針などがインターネット上に公開され，誰でも読めるようになっている．「医師より患者のほうが詳しい」といった状況も生じている．医師は大変であるが，むしろ積極的にEBMに活用することが求められる．たとえば，第2章（p.57）に紹介したヘルストークオンラインは，患者の体験を次の患者に役立てる取り組みをしている．本来は患者向けの情報であるが，患者の生の思いや反応を知ることができるので，医師にとっても有益な情報である．なお，副作用情報は患者側も医薬品医療機器総合機構に通報できるので，副作用情報収集に積極的に協力してほしい．

在宅医療は時代の要請であり，現在何よりも優先しなければならない医療の姿である．そのため，本文においても詳しく述べた．ここでそれらを繰り返さないが，致死的な疾患で終末期を迎えている患者と話をしたとき，自宅での出来事や故郷の話になると，例外なく生き生きとしてくる．自宅は療養の場として最適であり，在宅医療（地域共同体ケア）が広まることは患者と家族にとって幸せなことだと思う．

これらを成し遂げるためには，医療従事者のみならず一般への教育が欠かせない．換言すれば，義務教育や高等教育の段階で，人間の尊厳と基本的自由，それらから導き出される個人の権利や自律，自己責任といった基本を修得する必要がある．専門教育では医学教

育を例にとるなら，そういった基本的素養の修得とともに，望ましい医療の姿を求める社会のニーズに応えられるように改善の努力がなされており，その成果は着実に現れつつある．社会に出た専門職にとっては，自分の専門分野で省察を怠らないことが大切であろう．

## 結論

　インフォームド・コンセントは患者の権利で，医師には良質の医療提供という義務がある．すなわち，患者も医師も互いに信頼し合い，それぞれが責任をもつ範囲を理解し，それぞれに応じた責務を果たす．そこでは，患者は率直に思いを出し，医療従事者と医療方針の選択肢などに関して対話を重ねて，提案された医療を納得して受ける．医師は患者の思いを受け止め，良質の医療を提供する．結局，医療は患者と医師の協同作業であり，その成果は双方にとっての果実となる．

　生命倫理は，問題解決のためにあるので，本書に記してきたことは問題ばかりであった．しかし，それらが改善されたあかつきには，患者にも医療従事者にも幸せと満足が待っていることを結論の言葉の最後としたい．

# 第6章

## インフォームド・コンセント Q&A

　インフォームド・コンセントに基づく医療として，自分の病気を理解し納得して医師の提案した医療方針に同意するといっても，医学的知識には患者と医療従事者の間に，歴然とした差がある．したがって，たとえ日常のやさしい言葉で説明されても，医学の素人には理解することはむずかしい．

　本書は「患者と家族も読者対象」とうたい，「やさしい言葉で説明せよ」と記しながら，それらに反するように随所に専門用語が勢ぞろいしている．そこで，このQ&Aでは直接インフォームド・コンセントにかかわらないことも，医療を理解するために役立つ課題であるなら採用して，医療やインフォームド・コンセントへの理解を深めるように努めている．

# I 理念や原則に関する疑問・質問

### Q1-1 医の倫理とは？ 医の道徳とは？

**A** 医の道徳とは「特定の行為を統制し，医師の日々の判断を規定する信念を統制する」もので，医の倫理とは「それらを決定するにあたり，拠って立つ普遍的原則を分析する」ものである．道徳は個人的な価値観なので，必ずしも比較されることを要しない．それに対して，倫理は社会的概念なので，個人の価値観を比較するための基準が要る．このように筆者は道徳と倫理は別次元ととらえるが，道徳と倫理は同義語とする辞書が多い．しかし，道徳と倫理をわけると課題が理解しやすくなるので，両者は異なる次元にあるとする見方を筆者は推奨する．

### Q1-2 生命倫理・医療倫理・臨床倫理とは？

**A** 生命倫理とは，Van R. Potter（1911～2001）が作った"Bio"と"Ethics"の結合語で，彼は「生物学的知見と人間の価値観が結合する新しい領域」とした．しかし，これでは何のことか，わからない．そこで筆者は，H. T. Engelhardtの「異なる道徳・価値観を有する人が出会ったとき，その違いを乗り越えるために必要な術を生命倫理」とする考えをとりたい．医療倫理・臨床倫理とは生命倫理の医療・臨床版であり，医療現場で異なる意見をもつ関係者が医療方針を決定する術をいう．インフォームド・コンセントは，それらに共通する最も大切な規範の一つである．

### Q1-3 医療の目的にはどんなものがあるのか？

**A** 医療が目指すものは，「疾病や傷害の予防と健康の維持・促進」「病気によって引き起こされる苦痛の緩和」「病人の治療とケア，治癒が見込めない病気をもつ人に対するケア」「時ならぬ死の回避と穏やかな死への支援」があるとされる（ヘイスティングス・センター）．

### Q1-4 生命延長は，医療の重要な目的であろうか？

**A** 生命延長は"医療の結果"であって"目的"ではない．生命延長が医療の目的というのは，17世紀のフランシス・ベーコンやルネ・デカルトの言説による．それまで，ギリシア・ローマ哲学をはじめ，生命延長が医療の目的とされたことはなかった．現在も，主要な倫理指針に「生命延長が医療の目的」とは記されていない．ただし，ベーコンやデカルトの忠実な継承者とされるアメリカ医療界には，生命延長を医療の目的と考える人が多い．

### Q1-5 日本では，健康がとても重視されるが…？

**A** 1986年のWHOオタワ憲章は，健康の定義にある「身体的，精神的，社会的福利の達成」の意義とともに，「健康とは日常生活のための資源であり，生きる目的ではない」と述べている．健康を目的化している日本社会は不健全である．

I 理念や原則に関する疑問・質問

## Q1-6 カルテは誰のものか？

**A** 疑問の余地なく，カルテだけでなく，検査結果や写真も患者のものである．施設は，カルテの管理をゆだねられている．

## Q1-7 インフォームド・コンセントは患者の権利というが，日本文化にそのような権利概念はないのでは？

**A** その通り．また，形式主義から「明文法に定められないと権利でない」という考えも根強い．もともと法や人権は支配者の横暴を制限するために生じた理念である．権利は主張しないと支配者に取り上げられてしまうので，患者は権利を主張しなければならない．

## Q1-8 日本人に自己責任といっても無理なのではないか？

**A** 確かに，多重基準社会なので，日本人は矛盾を気にしない．自己責任も基準がそのつど変わる．ただ，医療は患者と医師の責任分担が明確に分かれるので，曖昧ではすまされないと思う．

## Q1-9 患者は自律していなければ自己決定はできないのか？

**A** アメリカ型原理主義的自律に基づくと，そういうことになる．しかし，医療は協同作業と患者も医師も理解しているのであれば，患者にも医師にも発展性があるので，元は不完全な自律でも自己決定できるようになる．自律とは，患者が納得し確信して自分の方針を決めることであり，それを支援するのが医療従事者である．

## Q1-10 自律に短所はないのか？

**A** 短所というなら，「自己責任を伴わない自律は身勝手なもの」になることであろう．権利や自律には責任（義務ではない）を伴う．権利も自律も日本文化にない概念なので，権利や自律を叫んで無理難題を主張する人々がいる．それも短所といえるかもしれない

## Q1-11 自分で決めなさいといわれたが，決められない人も多いのでは？

**A** 歴史的に医師が患者にとって最善と考える医療を行ってきた．「自分で決めなさい」といわれても，多くの患者はその方式に慣れていない．複数の選択肢から選びなさいといわれても，迷って当然と思う．これは日本人だけではなく，自律文化のある欧米の患者も同じである．そのときのために医療従事者がいる．

## Q1-12 治療を途中でやめていいのか？

**A** 患者が自由に決めてよい．人工呼吸器や人工栄養などで「はじめたらやめられない」という意見があるが，患者も家族もそんな妄言を気にする必要はない．医師が「はじめたらやめられない」といったら，「あなたにそれを決める権利はない」と医師に伝えればよい．そうずばりとい

いにくければ，「先生が私の体を考えてくれているのはわかるのですが，治療については私自身が決めたいと思います」と，婉曲に「治療を途中でやめるのも患者の権利」と主張する．

### Q1-13 議論がわかれる治療法であることまで患者に知らせなければならないのか？

**A** その議論が患者の自己決定にあたって重要なら伝えなければならない．たとえば，薬の害反応は，被害者が多発して薬害と疑問の余地なくわかるまで，医療行政当局は害反応とみなさない．誤っているが，その姿勢が日本の現実である．議論がわかれても，自己決定に重要な情報なら説明しなければならない．

### Q1-14 日本では問題視されないことも患者に説明しなければならないのか？

**A** 説明を要する．たとえば，マーガリンに含まれるトランス脂肪酸の問題は数十年前から指摘されていたが，日本で対策がスタートしたのは2010年である．また，動物実験で行動異常が報告され，人でも害が指摘される胎児超音波検診についても，害の可能性を説明したうえで，妊婦に検査を受けるか否か尋ねなければならない．

### Q1-15 昏睡患者にも個人の自律が機能するのか？

**A** 意識不明という最も弱い立場にある人が自分の自律性を発揮できない事態は，最弱者に対する差別である．弱者の人権保護と差別禁止のために，昏睡患者もその人の自律が保障されるよう制度を整えるのは社会の義務である．具体的には，患者のリビング・ウィルや事前指示の尊重，患者の意思決定代行に関する法を整備することなどが求められる．

### Q1-16 患者にむずかしい選択を任せるのは行きすぎなのでは？

**A** 医師の説明が重要なのは，患者の希望や意思に沿った医療を行うためであり，むずかしい医学論を患者に理解してもらうためではない．確かに，選択に迷うこともあると思われる．しかし，患者の自己決定には医学論というより，医療行為の長所/短所，あるいは利益/不利益を天秤にかけられるだけの情報があればよい．説明の質とは，その目的に沿った説明になっているか否かである．

### Q1-17 日本人には，がんを告知しないほうがよいのではないか？

**A** 医療情報開示には誤解が多い．歴史的にみると，日本もヨーロッパも19世紀までがんは告知されていた．それをやめさせたのがアメリカで，今日のがん告知をはじめたのもアメリカである．「日本人にがんを告知しないほうがよい」という根拠はない．

### Q1-18 がんはそれとなく伝えるのが適切ではないか？

**A** 日本人はオブラートに包んだ会話法を好むが，それはがん告知と直接の関係はない．「それとなく伝えるのが適切」と示されたことはなく，具体的に伝えたほうがよいことは判明している．

「それとなく伝えよ」は健康人の思い込みにすぎない．むしろ，誤解が生まれるおそれがある．なお「それとなく伝える会話法」は，日本の伝統的文化ではない．戦国時代の海外からの来訪者は，「日本人は理知的」「はっきりと言葉に出して質問する」などと本国に書き送っている．「それとなく伝える会話法」になったのは，身分制度が整った江戸時代以降と推測する．

### Q1-19 家族の反対を押し切って告知して問題になったことはないか？

**A** 倫理的にも法的にも問題ないが，理不尽な家族から訴えられる可能性はある．訴えられないまでも，不満を覚える家族は多い．筆者は，家族が反対しても，患者が望めば告知する．それで，家族から怒鳴りこまれたことがある．しかし，患者が筆者の味方をして，家族をたしなめてくれた．医師の診療先は患者であって家族ではない．家族の意向は尊重するが，それのみに斟酌されてはならない．問題のある家族には，家族ケアの視点で対応する．また，医療倫理に従い患者に先に告知すれば，この問題は消滅する．

### Q1-20 子どもに小児がんの告知は控えたほうがよいのではないか？

**A** 子どもに告知してよかったという研究報告はあるが，告知を行わないほうがよいという根拠はない．子どもに告知してこなかったのは，医師への教育がなかったためで，親や子どもに受け止める資質がなかったからではない．子どもに伝えることに不安をもつ家族もいると思うが，希望があるから不安を覚えるのであり，不安は理解のはじまりといえる．子どもに告知するのは医師の役割で，大人以上にやさしい言葉を用いる配慮をする．家族への支援も必要である．

### Q1-21 パターナリズム（父権主義的）にも長所があると思うが？

**A** 医師が勝手にやる医療をパターナリズムというのなら，長所はない．しかし，「社会が最善と認める医療を行う」という本来のパターナリズム医療であれば，多くの人の支持を得るであろう．しかし，患者を傷つけてきたのが医学の歴史という事実を知ったなら，医師任せにする人は減ると思う．なぜなら，医師に全面的に任せたなら，どのような結果になっても患者は受け入れなければならないからである．

### Q1-22 患者は治ると信じて頑張るのに，医療の不確実性や限界，副作用などにふれることは医師の姿勢としてふさわしくないのではないか？

**A** パターナリズム医療において通用した意見である．現在は，患者に利益も不利益も理解してもらって，患者の自己決定を支えるのが医師のあるべき姿勢である．そのうえで，患者には頑張ってもらうようにするのが医師の技量であろう．

### Q1-23 事前指示を出せる倫理的根拠はあるのか？

**A** 人間の尊厳と基本的自由に基づく個人の自律という倫理律に根拠がある．意識を失ったら自分のことを決められないというのでは，意識を失ったら人間扱いされないことになる．事前指示が倫理にかなうことは明らかであろう．決まり事としては1986年にアメリカ医師会が，1987

年にアメリカ大統領委員会が「医療に関する患者の自己決定権の確立」について述べている．1970年代は患者の希望表明であったが，1990年10月にアメリカで「患者の自己決定法（patient self-determination act：PSDA）」が制定され名実ともに確立された．

### Q1-24 事前指示に法的拘束力はあるのか？

**A** 法についての考え方による．「明文法に規定がなければ拘束力はない」と考えれば，日本には法的拘束力はない．「明文法に"拘束力はない"と規定されていないので，法は拘束力を許容している」とみることもできる．前者がドイツ風，後者が英米風の考え方である．いずれにしても，倫理的に正しい（天賦の人権の概念にかなう）ので事前指示に従うことが望ましい．明文法は，それがあれば混乱を避けることができるので，あったほうがよい．

### Q1-25 延命措置を中止して，本当に法的責任を問われないのか？

**A** 問われない．なぜなら，「延命措置を中止してはならない」とする法は存在しないからである．人工呼吸器を停止した医師が警察から殺人罪に問われた事案が複数あるが，いずれも検察の段階で問題なしと判定され不起訴となっている．「延命措置をやめるのは殺人である」と考える人は多いが，単なる誤解なので無視して差し支えない．なお，トルコのように「延命措置を中止してはならない」と法に定めたり，イスラエルのように宗教家が「延命措置を中止してはならない」とする国もある．そういった国々では，延命措置を止めると法的責任を問われる可能性がある．

### Q1-26 患者の意思決定代行者も治療を拒否してよいのか？

**A** 意思決定にあたっては，患者と同じ扱いなので拒否できる．仮に，その拒否を不当と考えるなら，そう考える人が裁判に訴えて治療を強制するよう命じてもらう．なお，遺棄と虐待防止のために「意思決定代行者は治療拒否できない」という規則を有する国もある．その規則は，治療拒否とは治療方針の選択にすぎないことを理解できていなかった時代の名残である．

### Q1-27 患者の同意，あるいは意思表示は文書によらなければ認められないのか？

**A** 「口頭の意思表示は認められない」と頑迷な人はいうが，口頭約束も法的に有効な契約とみなされる．医療を例外扱いする合理的，倫理的な根拠はない．したがって，口頭での意思表示も本人の意思として有効である．ただし，そのことを診療録にきちんと記載しておく必要がある．

### Q1-28 補完代替療法という言葉があるが，両者は同じなのか？

**A** 現代医学に取って代わろうとするのが「代替医療」，現代医学を補完するのが「補完療法」で，両者は明確に異なる．補完代替療法という言葉は，代替療法派が味方を増やすために補完療法を取り込む意図で用いられる．

## Q 1-29 代替療法にインフォームド・コンセントは要らないのか？

**A** 代替療法士あるいは代替療法を行う人は，西洋医学ではないのでインフォームド・コンセントは要らないというようである．しかし，いやしくも"療法"を語るのであれば，インフォームド・コンセントは必要である．

# II 手続きや仕組みに関する疑問・質問

## Q 2-1 リビング・ウィルを表明したいが，どうしたらよいのか？

**A** まず身近な人と話し合うことを勧める．その結果を書面に記して残しておく．そして，その書面を医師に渡すことで，リビング・ウィルや事前指示書として機能する．定型的な手続きは，日本尊厳死協会などいくつかの団体が行っている．インターネットで検索してみてもよい．有料と無料がある．

## Q 2-2 意思決定を代行する家族などの間で意見の対立があったときはどうするのか？

**A** 家族会議などで話し合い，一致を得ることを勧める．対立が収まらないときは，家族内で意向が重視される順位があるので，その順に従い成人の家族構成員に任せる．それで納得されない場合は，裁判所に意思決定代行者を決めてもらう．

## Q 2-3 患者と家族，医療従事者の間で医療方針を話し合っても，埒があかないときはどうしたらよいのか？

**A** 基幹病院には倫理委員会があるので，医師から諮問して意見を求める方法がある．外部の新たな視点から展開が得られることがある．ただし，最終的に決断するのは患者である．

## Q 2-4 意思決定ができない独り暮らしの場合はどうするのか？

**A** 医師の判断に推定同意ありとする．治療が必要な場合は，治療を開始する．その後は，良質の医療提供の原則に従う．なお，独り暮らしの場合は医療以外にも用件が多いので，地域の行政当局との連携が必須であろう．

## Q 2-5 意思決定代行者が責務を放棄したらどうなるのか？

**A** 救急の現場なら，推定同意ありとして医療を進める．急性期を脱したら，あるいは落ち着いた時点で，代わりの意思決定代行者を探す．

## Q2-6 医師から説明を受けるときに，録音や録画してよいか？

**A** インフォームド・コンセントを理解している医師は，そうすることを勧めるであろう．無断録音はエチケットに反するので，録音録画してよいか率直に尋ねてみる．メモも有用である．また，説明の前に医療者に伝えたいことをメモにまとめておくこともできる．それを見ながら質問しても一向に差し支えない．

## Q2-7 医師の提案に患者が反対したり，疑問視したりすると，患者の意向が通りにくいようだが？

**A** 医師にしても，ほかの専門職にしても，自分が正しいと信じているからであろう．そのため，自分の提案に逆らうと，「患者は誤っている」とか「勝手だ」などと思ってしまう．しかし，患者は自分のことなので，きちんと主張し，納得して医療を受けることが大切である．

## Q2-8 せっかく合意した事項を何度でもくつがえす患者がいるが，それは許されるのか？

**A** 許される．決めるのは患者で，迷うのも患者である．あらかじめ，医療の目標などについて十分に話し合うことで迷う患者も減るであろう．また，一度に決める必要はなく，合意するまで余裕を確保する．一度決定した方針を拒否できることや途中でやめること，考え直すことができることを伝えると，迷いが減る人もいる．

## Q2-9 患者の希望がころころと変わる．どう対応すればよいのか？

**A** もともと患者の希望は病気の進行に伴い，刻々と変化する．たとえば，早期がんでは開放的で積極的になり，進行すると落ち込んだり周囲とうまく関係を保てなくなったりする．このように患者の思いやニーズ，希望はかなり変化するものだと理解することで，その折々に対応すれば，その先には良好な患者・医師関係を築くことができる．

## Q2-10 ほかの専門医の意見も聞いてみたいとき，患者はどうすればよいのか？

**A** セカンド・オピニオン制度がある．今は，健康保険制度にも組み入れられているので，担当医に相談すればわかるであろう．紹介状や資料を用意してくれるはずである．仮に，「そんなことは許さない」という反応であれば，その医師にかかるのはやめる．

## Q2-11 臨終期に家族から心肺蘇生術を求められたら，どう対応したらよいのか？

**A** それは良質の医療に相当しないことを説明する．それでも，求められたら，儀礼的な心肺蘇生術を行うことを勧める．しばし行えば家族も納得するであろう．この場合，心肺蘇生術を行う義務はないが，家族ケアの視点も必要である．なお，日本には心肺停止を死と認めない人が約10％いることが厚生労働省の終末期医療のあり方に関する懇談会による複数の調査に示唆されている．ある種の"信仰"であるため，頭から否定しても混乱するだけであろう．

## Q2-12 死亡の確認を医師以外がしてもよいのか？

**A** 死亡診断書は，医師法第 20 条に「診療中の患者が受診後 24 時間以内に死亡した場合に交付される」とあり，死亡診断書は医師が書くと規定されている．しかし，死亡確認についての規定はない．もちろん，その知識がなければできないので，臨終が近づいたら，関係者には看取りの方法を説明しておく．死亡が確認された時間で，医師は死亡診断書を交付する．なお，医師以外の者が死亡確認しても，医療行為なので最終責任は医師にあることを忘れてはならない．

## Q2-13 「最終診療後 24 時間以上経過したら死亡診断書は発行できない」と聞いたことがあるが？

**A** 交付できる．最終診療から 24 時間を超えて死亡した場合には，改めて医師が診察をすれば死亡診断書を交付してよい．かつては医学教育でこういった規則などの領域が軽視されたため，専門の法医学教授でさえ誤って教えていたことがある．あまりに誤解がまん延しているため，厚生労働省（厚生省）は，昭和 24 年と平成 24 年に同じ通達を出して周知を図っている．医師法第 20 条「診療中の患者が受診後 24 時間以内に死亡した場合に交付される」という条項は，無診察の診断書交付を禁じたものである．要は，診療中の疾患のために診察後 24 時間以内に死亡した場合に限り，死後改めて診察しなくても死亡診断書を交付できる．たとえ診療中の患者であっても，最後の受診から 24 時間を超えて死亡した場合は，改めて診察をしなければ死亡診断書を交付することができない．ただし，いずれの場合も，死因が診療中の疾患に拠るものでなければ「死体検案書」になり，地域や状況によっては検視官や監察医の出番となる．また，検案で「異状」を認めれば，医師法第 21 条により，当局に異状死体の届出をしなければならない．

## Q2-14 異状死の届出がよくわからないが？

**A** 医師法 21 条，「医師は，死体又は妊娠 4 ヶ月以上の死産児を検案して異状があると認めたときは，24 時間以内に所轄警察署に届け出なければならない」と規定している．これについて，厚生労働省と警察庁は「犯罪捜査に協力するために届出を義務づけた」ので「病理学的ではなく法医学的な異状を指す」を公的見解としている．混乱は，日本法医学会「異状死ガイドライン」によるところが大きく，これは臓器移植用であるため外的要因が加わっていれば，病死であっても「異状死」になってしまう．法医学会の「異状死ガイドライン」は，厚生労働省と警察庁のいう医師法 21 条の異状死とは明確に異なるので，一般臨床に適応してはならない．

## Q2-15 回復の見込みがなくなったので人工呼吸器をはずして亡くなった患者は異状死なのか？

**A** それは病死であり，異状死ではない．1999 年の都立広尾病院事件以降，医師側が過剰反応して，「病死」を「異状死」として警察に届けるために混乱を生じている．尊厳死などを迎えた患者は異状死に該当しないことは，福島県立大野病院事件に対する福島地裁判決が明快に示した．なお，死亡を診断する医師が異状死とすれば異状死になって，病死とすれば病死になる．繰り返すが，異状死か否かを判定できるのは，ほかならぬ担当医以外に存在しないのである．

## Q2-16 医薬品や医療機器の副作用情報を得るにはどうしたらよいか？

**A** 医薬品医療機器総合機構（http://www.pmda.go.jp/）が医薬品と医療機器の安全性などを管轄している．副作用に遭遇したときは報告も求められているが，薬剤の副作用に予防原則を採用していない問題を抱えている．また，民間では，医薬ビジランスセンター（http://www.npojip.org/）と薬害オンブズパーソン会議（http://www.yakugai.gr.jp/）が積極的な活動をしている．

## Q2-17 患者に病名を告知しなければ，健康保険基金から診療報酬を受けられないのか？

**A** 2003年に全国の特定機能病院に導入された包括評価方式のことであろう．アメリカのdiagnosis-procedure combination（DPC）制を採用したもので，疾患（病名）に基づく包括診療費とした．医療費は，検査料や薬剤費などの一定の包括額と手術などの出来高料をあわせて計算される．診療報酬は病名告知が前提なので，これにより患者に対するがん告知の方向へ一気に進んだ．なお，告知反対論に応じて，保険医療機関及び保険医療養担当規則には「明細書の交付により，療養の継続に支障が生じると判断される場合や患者に精神的な損害が生じると判断される場合には，明細書を交付する義務はない」という時代遅れの付則がある．

## Q2-18 高額療養費制度とは？ 先進医療制度とどう違うのか？

**A** 高額療養費制度とは公的医療保険制度の一つで，医療機関への支払いが一定額を超えた場合に，その超えた金額を支給する制度である．自治体により異なり，さらなる援助もあったりするので，各自治体に相談する．先進医療制度は厚生労働大臣が定める基幹病院において提供される特定の先端医療で，その部分に要する費用は患者個人が負担する仕組みである．

## Q2-19 往診と訪問診療はどう違うのか？

**A** いにしえでは医師は地域を巡りながら，または旅をしながら患者を見つけて診療してきた．つまり，往診は従来から存在する診療の形態で，入所治療も併存する今は患者・家族から依頼を受けて患者宅を訪問して診療を行い，健康保険上は往診料を算定する．訪問診療は，在宅患者訪問診療のことであろうが，往診と外見上は同じである．ただ，在宅患者訪問診療は，近年の在宅医療推進の施策に基づいて，たとえば通院が困難な患者に対して「計画的な医学管理の下に定期的に訪問して診療を行った場合」に在宅患者訪問診療料を算定するといった制度である．どの頻度で訪問診療するかは，患者の状態によって，あるいは居住形態によっても左右される．

## Q2-20 在宅医療はなぜ推進されるのか？

**A** 病院は治療して，患者を地域に復帰させることを目的とする．復帰する可能性のない患者に入院治療の意味はない．そういった患者には，生の質（QOL）に力を入れる在宅医療が推進される．多死時代を迎え，病院のベッド数では収容しきれなくなっているという要因もある．

## Q2-21 在宅医療は24時間対応で30分でかけつけられるというが，そんなことは無理ではないか？

A 厚生労働省がうたう「地域包括ケアシステム」のことであろう．確かに，「30分でかけつけられる圏域」で「24時間対応の在宅医療」をうたっている．これらを見た利用者は，入院しているときと同じ，あるいは時間がかかっても救急車と同じ速さで診てもらえると曲解する．実際，「来るまでに20分もかかった」と非難されたり，呼ばれて訪問したところ「テレビが映るようにしてくれ」といわれたりした事例を知っている．これら厚生労働省のうたい文句は建前で，現状にあっていないし，地域ケアシステムを広げる際にはむしろ害になる．地域性などを踏まえて，実情に沿った説明を利用者に行うことで対応することを勧める．

## Q2-22 高齢者には治癒よりQOLの維持を図るべきという指針が出たそうだが？

A 日本老年医学会や全国老人保健施設協会，日本慢性期医療協会からなる研究班がまとめた「高齢者に対する適切な医療提供の指針」のことであろう（日本老年医学会ホームページからダウンロード可能）．QOL向上を目指すことや生活の場に即した医療提供など7つの視点から指針を作成している．

## Q2-23 虐待の届け出に確定診断は要らないのか？

A 虐待の徴候がみられたら，届けなければならない．確定しようとしてはならない．

## Q2-24 要介護度1のがん患者の悪化が早い．がん患者の要介護認定に留意すべきことは？

A がん患者は進行が早いので，介護認定の先取りが必要であり，少なくとも2段階は先を認定する．要介護度の区分変更は事情に応じて速やかに行うこと，すでに要介護4，5に至っているときは，手続きは後追いにして現状に必要な福祉用具の貸与などの在宅支援をするように厚生労働省が通達している．

## Q2-25 入院先から「転院せよ」「自分で転院先を探せ」といわれて困っているが，従わなければならないのか？

A 直接的な答は，「従う必要はない」である．ただ，厚生労働省が医療費削減目的で健康保険制度を操作して入院期間短縮を病院に強要している．そのため，病院にとって，入院期間が長くなる患者の転院は死活問題である．加えて，転院を要請される患者は，その病院で治療を続ける必要性はなくなっている．したがって，病院側の要請に従い転院を考えるのが妥当である．中長期的な処置中ならそれが可能な転院先が必要であるし，ほかの条件もありうるので，入院先の医療相談窓口と転院先についてよく話し合うことを勧める．

## Q2-26 患者が施設や医師を訴えないことに合意する同意条項に拘束力はあるか？

**A** かつては，入院時や手術時にこういった同意書が求められた．しかし，法的拘束力はないことが知られてから廃止された．なお，19世紀のアメリカではこういった同意書が法的拘束力を有すると裁判で認められ，患者からの医療過誤の訴えに対する有効な防衛手段として一気に広まった．しかし，急速に下火になった．多分，同意書に対する違反料より賠償額がはるかに高額になったためと推測している．

## Q2-27 診療指針からはずれただけで医療過誤とされると聞いたが本当か？

**A** 医療の適否の判定に診療指針が参照されるのは確かである．それは古代エジプトからの伝統で，当時，ヘルメス文書という標準医学書に従っていたか否かで過誤か否かの判断が決まった．問題は，日本の診療指針は玉石混交という実態である．不適切な医療が勧められており，その場合は説明責任を果たすことのほうが大切であろう．

## Q2-28 医療者が刑事責任を問われるのは日本だけと聞いたが本当か？

**A** 現代世界は「善意の行為は罰しない」文明で成り立つので，医師や看護師を過失致死傷罪に問う国は日本以外にほとんどない．日本はいまだ結果論社会であることが理由である．標準的医療にも一定確率で合併症が発生する．多くは回復するが，悪条件が重なると死に至る．すなわち，医療は傷害行為であり，まったく同じ傷害行為でありながら，結果をみてから過失致死傷罪に問うことは法の原理として無理がある．医療過誤への厳罰があったメソポタミア社会とゲルマン社会では医師という職種は消滅した．日本の医療崩壊を予兆させる歴史である．

## Q2-29 アメリカは医療訴訟が多く，多くの医師が診療をやめたというが本当か？

**A** 訴訟が多い診療科の医師賠償保険料は高くなる．保険料が高い地域では収入を超えてしまうので，転出したり診療をやめたりする医師が続出している．アメリカ医師会の最重要課題は，慰謝料に上限を設ける政策の導入である．

## Q2-30 医療行為をビデオに撮るなどして全面的に監視すれば過誤は減ると思うが？

**A** 監視は不正の防止と過誤の認定には役立つであろう．しかし，医療は不正とは無縁（のはず）である．医療過誤は不正行為ではないので，監視しても過誤の防止になりえない．なお，ビデオ撮影自体は目的によって有用なので，目的別に考えればよい．

## Q2-31 医療訴訟は補償金目当てといわれるが？

**A** 欧米にはその件に関する多くの調査結果がある．訴訟を起こすのは高学歴・高収入の人々であり，「金銭的保障を求めて」は訴訟に至った理由の3位から4位である．医療訴訟は，患者や家族が医療従事者の対応に傷つけられた場合に多く発生する．

## Q2-32 医療訴訟に備える医師賠償責任保険は必要か？

**A** 通常は病院が病院賠償責任保険に加入しているので，勤務医が共同被告となっても，勤務医師包括追加担保があれば，それで対応できる．特別の事情がない限り，勤務医の責任に帰せられることはない．しかし，「勤務医も個人の責任を問われることがある」という保険会社の"脅し"によって医師賠償責任保険に入る勤務医が多い．

## Q2-33 医療事故では医師の有責を証明する責任を患者側に負わせるべきでなく，医師側が過誤のないことを証明するようにすべきとの意見があるが？

**A** 誤った考えである．通常，有罪を証明する手段はあるが，無罪を証明する手段はない．同様に，医師に医療過誤がなかったことの証明はできない．

## Q2-34 病院でひどい扱いをされた．苦情をどこに訴えたらよいのか？

**A** 医療に関する苦情は，その病院に苦情受付窓口がある．また，行政も地域医師会も受付窓口を提供しているので，病院の窓口に行くか，地域医師会に尋ねれば，対応してもらえる．

## Q2-35 患者の権利を擁護したり見守ったりする第三者機関はあるのか？

**A** WHOは患者の権利を擁護する仕組みの設立を求めている．患者の苦情相談がその一環である．病院と医師会の相談で解決されない場合は，第三者機関として患者の権利オンブズマン（http://www.patient-rights.or.jp/）が患者の支援にあたっている．

## Q2-36 オンブズマンとは何か？

**A** オンブズマンは，患者の苦情から問題を探し出し，事実を調査し，問題解決のために提言を行う．問題の解決に直接的・個別的な影響を及ぼさない取り組みは，対立的構造によって生み出される問題を排除して，同種の苦情を予防できる．

## Q2-37 裁判外紛争解決制度とは何か？

**A** 医療裁判外紛争解決制度（alternative dispute resolution：ADR）は患者・家族側から申立を受けて医療事故の紛争解決を目指すもので，各地の弁護士会等がその担当機関になる．両当事者の対話と相互理解の促進を行い，両当事者の同意の下に，具体的な解決に向けた合意形成のための調整を行う．裁判という手間が省けるので有用であるが，なぜか医師側が消極的で広まりが遅い．

## Q2-38 裁判所からある医療事故に関する鑑定書を依頼されたが…？

**A** 医療事故に対する厳正な意見は医療従事者に批判的になることが多いので，意見を記す医師は少ないのが実情である．2001年には，最高裁判所は鑑定人の選定等を目的として，医事関係訴

訟委員会を設置して事態の改善を図っている．鑑定書を依頼されたということは，専門医として高く評価されていることを示す．自分の専門領域なら依頼を受けてほしい．

### Q2-39 裁判所から依頼された鑑定書に書式はあるのか？

**A** 原告または被告からの私的鑑定の依頼も含めて，とくに書式の指定はない．自分の専門領域であることを示す履歴を紹介すること，鑑定にあたっては文献を示し根拠を明らかにしつつ，個別課題に対する評価を述べる．個人の意見は，それとわかるように示す．欧米には，鑑定書記載の案内書も発行されている．争点を同定して依頼されることが多く，その場合は争点に徹すればよいので書きやすい．今は，インターネットで先人の鑑定書をみられるので，参考にできる．以前は医師側に有利になる非常識な鑑定書が多くみられたが，鑑定書が公開されるようになって，そういった鑑定書はかなり減っている．

## III 臨床に関する疑問・質問

### Q3-1 診療指針は，説明に際してどう利用したらよいのか？

**A** 日本医療機能評価機構（http://jcqhc.or.jp/）や各医学会が臨床指針などを公開している．選択肢やそれぞれの推奨度など，診療ガイドラインを参照しつつ説明できるので有用である．ただし，学会によっては企業の強い影響下にあるので，薬剤の使用などに関して過剰治療を勧める指針がある．利益相反を明確に表示していない指針の信頼性は乏しい．

### Q3-2 説明に適した環境とは？

**A** 医師も患者も座った位置で，目線の高さは同じくし，リラックスして話をする．真正面より少し斜めに座るが，必ず常時目線が合うようにできる位置関係，および両者は医師が手を差し出せば接することのできる距離を保つ．場所は，プライバシーが保たれる静かな部屋にする．そして，対話しやすいように座席を配置する．患者に説明を行う際に時間制限をしないようにする．時間制限を設ける必要があれば，最初に説明の時間の目安（1時間とか，45分間など）を伝える．

### Q3-3 悪い情報を説明する場に同席させてよいのは誰か？

**A** 同席者が必要かどうか患者に確認してもらい，必要であれば同席者の都合で面談の予定を定める．また，診療チームもできるだけ同席させる．

### Q3-4 告知によるショックを予防する方法はないのか？

**A** ない．ショックがあるから，悪い情報なのである．人はそのショックに適応できる心理・情緒的な機構をもっているので，過剰に心配する必要はない．

## Q3-5　がんといわれたら耐えられそうもないが，それでも告知されるのか？

**A** 知る権利は放棄できる．医師が話し出したとき，「悪い話なら聞きたくない」と断ればよい．気が変わったら，「聞きたい」といって問題ない．ただ，がんといわれて平気な人などいないことを知ってほしい．それでも人にはレジリエンス（精神的回復力）がある．悪い情報には「拒絶」「怒り」「交渉」「抑うつ」「受容」という心理的適応過程を経てやりすごせる人がほとんどである．

## Q3-6　告知の後など，医師が患者の受け止め方を知る方法は？

**A** 告知した人が，患者自身に受け止め方を尋ねても正直に答えにくい．患者は，医師にいいにくいことも看護師や家族には打ち明ける．したがって，説明が終了して患者と別れたあとは，看護師や家族から患者の受け止め方，反応および理解度を確認する．

## Q3-7　がんにかかったら不安になるし落ち込む．不安や落ち込みの治療をしたほうがよいのか？

**A** がん患者が不安を覚えたり落ち込んだりするのは当然である．『不安の力』（五木寛之著，集英社，2005年）という本もあるし，不安は悪者ではない．落ち込みも，次の段階に進むためのエネルギーとなる．不安や抑うつを否定的にみるのは，偏った見方である．多くは時が来れば解決する．同じ理由で，抗不安薬や抗うつ薬は，余程のことがない限り使ってはならない．実際，緩和ケア領域で精神科受診が必要になることはあまりない．

## Q3-8　患者が理解しているか否か，あるいは頭が真っ白になっているかなどを，どうやって判定するのか？

**A** 説明したことを受け取っているか，確認することによって判定できる．また，話を聞いてどう思ったかなどを尋ねてもわかる．要は，確認である．理解できていないと判明したときは，改めて説明の機会を作って説明する．

## Q3-9　患者も家族も自分のほうから希望を出さないようだが…？

**A** アメリカの医師から「アメリカ人は率直に自分の希望をいう．しかし，日本人は腹にためておくという．君たち，日本の医師は大変だな」と，同情されたことがある．医師のほうから「心配なことは？」とか「気になることは？」，あるいは「ご希望は」などと患者や家族に話しかける必要がある．

## Q3-10　がん患者には希望を強調したほうがよいのか？

**A** 希望には，精神面，スピリチュアル面への効用がある．希望を強調する医療従事者がとくに緩和ケア領域に多い．そして，希望を強調する医師にはがん患者が多く集まる．いずれにしても，希望のない患者に希望を強調してはならない．希望がないのに希望を強調するのは，落ち込んでいる人を励ますのと同じである．患者が口に出す希望を尊重するようにする．

**Q 3-11 死に逝く子に，死については話さないほうがよいのではないか？**

A 欧米の経験と調査報告をみる限りでは，死に近く子と死について話しても，とくに問題は生じていない．がん告知の経験から，日本も同じと思われる．子に死について説明するときには，子が話を切り出した場合，あるいは子が死について話すことを受け入れた場合にのみ話すようにして，嫌がる子には避けたほうがよいと思われる．その際には，愛情と絆を強調できる姿勢を示すことが大切と思う．

**Q 3-12 精神疾患患者にもインフォームド・コンセントの理念は適応されるのか？**

A 適応される．1991年12月，国連総会が満場一致で採択した「精神疾患患者の保護と精神科医療の改善に関する原則」では，精神科医療を改善するために，精神病院における治療においてもインフォームド・コンセントの原則は適応されなければならないとした．精神疾患という理由で，判断能力なしとすることは人権侵害にあたる．しかし，日本は国連総会ではそう対応しながら，国内では2013年に精神保健福祉法を改悪して，3親等までの同意で認知症患者や統合失調症患者を強制入院させられるようにした．つまり，甥や姪の同意で強制入院が可能になるということである．それでなくても，日本の精神病院は人権侵害だと世界から非難されているのに，残念な改悪である．

**Q 3-13 東日本大震災と津波の被災者の整然とした姿勢に諸外国人は驚嘆した．ストレスへの反応程度が低い日本人はストレスに強いのだろうか？**

A 感情の表出の程度が低くてもストレス反応と順応過程は同じである．日本人が反応の表出を抑えているなら，かえって順応を妨げる．したがって，患者や被災者のケアにあたる人は，感情を表出していなくても彼らは悲しんでいることに留意しなければならない．ケアにあたる人は，感情表現を促したほうがよい．

**Q 3-14 医師が，治療に関する危険度が高いことを明らかにすると，患者は必要な医療を受けなくなるのでは？**

A 逆である．日本人も悪い情報でも詳しく説明されたほうが医療に積極的になることがわかっている．ただ，確かに恐れを感じる人もいる．その場合は，患者の恐れに傾聴し共感を示し，恐れについて十分に話し合う．多くは，それによって不安は解消される．

**Q 3-15 内服指示が守られるかの用語はコンプライアンス（compliance）といわれたが，最近はアドヒアランス（adherence）と聞いた．なぜ，変わったのか？**

A いずれも患者がきちんと指示を守って薬を服用しているかの用語である．コンプライアンスは医療者の指示に従うことを表す「上から目線の言葉」なので，患者がみずから服用を守ることを表す「患者主体の言葉」のアドヒアランスが使われるようになった．

**Q3-16 スタチン剤を中止したら血清コレステロール値が上昇した患者がいる．きちんと薬を飲んでいるか，飲んでいないかをわかる方法はないか？**

A その患者は薬を飲んでいなかったのであろう．服用状況は，コンプライアンス（アドヒアランス）の課題である．厳密に服薬状況を見極める方法はないが，「いかがでしたか」と聞いたり検査でわかる場合は検査をして効果を確認すれば見当がつく．ときには，「途中でやめましたか？」などと，水を向けてみるのも方法であろう．なお，高齢者をおもな対象とする病院の前のゴミ箱には，薬が山になって捨てられているという．処方数を減らすことも大切である．

**Q3-17 気後れしないで悪い情報を伝える方法は？**

A 確かに，伝えるほうもつらい！ そのことは患者に伝わってしまうものなので，余計につらく思うし，患者は医師に質問することを躊躇してしまう．「これを伝えるのは私もつらいのですが」などを導入の言葉とするのは，実態以上に悪いことと伝わるので不適切である．つらいことを無理に隠すことなく，ありのまま冷静に伝えることであろう．

**Q3-18 告知していない患者から，「がんなのですか？」と尋ねられたらどうするのか？**

A かつては，看護の教科書に「"どうしてそう思うのですか？"と応えなさい」と勧められていた．質問の裏にある真の疑問に焦点をあわせるという意味で適切な姿勢であるが，適切なコミュニケーション法ではない．「どうして？」や「なぜ？」という「追求の言葉」を使わずに，患者の真の疑問に焦点をあわせる．カギは，傾聴と共感である．

**Q3-19 "インフォームド・コンセント"より患者に説明して納得を得る"ムンテラ"という言葉がいいのでは？**

A ムンテラとは，ムント（口）とテラピー（治療）の部分からなる和製ドイツ語である．「話術による癒し」という医術のよい面を表すという人もいる．しかし，1990年の日本医師会生命倫理懇談会がインフォームド・コンセントの理念を否定してムンテラを推奨したことに象徴されるように，実際は「言葉で患者を従わせる上から目線」の意味合いが強い．ムンテラは使わないよう勧める．

**Q3-20 患者が満足する説明の仕方はあるのか？**

A 医科学的なデータの説明を中心にするのではなく，患者の思いに応える説明が患者の満足につながる．また，傾聴と共感，微笑みといった一般社会でも有用な対話術が患者の満足につながる．そして，患者が満足すると，医師自身も満足するようになる．これらは，欧米の研究報告に基づくが，日本も同じであろう．ちなみに，（1人あたり15分以上はかかっていたが）費やす時間の長短で差異はなかった．

**Q3-21 生の質（QOL）に関する質問項目はたくさんある．臨床ではどのような質問をしたらよいか？**

A そこは臨床と研究を分けて考える．臨床においては「気分はいかがですか？」あるいは「調子はいかがですか？」などの総括的質問で生の質（QOL）に関する質問は十分である．

**Q3-22 在宅診療には24時間対応がうたわれるが，実際には不急の連絡が多い．どうしたらよいか？**

A 確かに，多くは不安からの連絡が多い．急ぐ必要のない事態にも緊急の対応を迫られたりする．患者と家族によく説明しておくことが対応策であろう．

**Q3-23 入浴サービスを利用したが，全身をこすられて真っ赤になり，あちこち出血していた．どうしたらよいのか？**

A 入浴の際に，石けんを使わないこと，こすらないことを事業者に厳命する．老人性搔痒症のケアをまったく知らない事業者が多いので，導入時に教育が必要である．

**Q3-24 ヒーリング・タッチあるいはタッチングとは何か？**

A 前者は「癒すために触れること」で，後者は「触れること」を意味する．触れることはコミュニケーションに重要な行為である．とくに緩和ケア領域で，ヒーリング・タッチやタッチングが重要とされる．日本語には「手当て」というすばらしい言葉がある．いずれもマッサージが中心となり，アロマを併用したりする．なお，北欧ではタクティールケアと称されている．

**Q3-25 電話で医師から肉親の死を知らされてひどく傷ついた…**

A 東日本大震災を描いた『ストーリー311』（講談社，2013年）にも「たった一本の電話で兄の死を知らされた」という物語がある．この件については，研究報告があり，電話では「重大な事態だ」とのみ知らせて，死亡したことは病院に着いてから知らせるほうが，家族の心理的・精神的負担は少ないことが知られている．

**Q3-26 前立腺がんの治療で陰萎（インポテンツ）になるといわれたので，治療は受けたくないが…？**

A 直腸がんの手術や放射線療法でもその可能性はある．その件は医師の間でも大きな課題なので，率直に医師に相談することを勧める．専門医であれば詳しい情報が得られるであろう．

III 臨床に関する疑問・質問

**Q 3-27** 腹痛で受診したら，医師は診察なしで，腹部X線検査と血液検査を指示した．「結果は異常ないから大丈夫」といわれ，一度も患者である自分に触れることなく終了した．患者の話を聞いて，診察してほしい．

**A** 残念な診察風景である．現在は，医学生は，患者が訪れたときからどう対応するのが適切か教えられている．特別なことではなく，話を聞いて，診察して，説明して，検査して，対話してなどの当たり前のことである．これから輩出される医師は，患者に触れないで終わるようなことはないと思う．

**Q 3-28** 寝たきり患者を救急病院に連れていくと，医師から「何でこんな患者を連れてきた」と怒鳴られた．あまりにもひどいのでは？

**A** 家族は，医師の心ない言葉に大きく傷つけられたであろう．怒鳴っても状況が変わらないので，医師には冷静に対応することが求められる．ただ，医療は治癒を図るか，QOLを向上させるためにある．したがって，特定の理由がない場合，寝たきりあるいは虚弱高齢患者は救急病院の適応にないことを理解する必要がある．たとえば，近代医学の父とされるウィリアム・オスラーは「肺炎は老いの友達」とした．元々，終末期肺炎に抗菌薬の効果は乏しいので，医学的にも抗菌薬投与は必須でない．インフォームド・コンセントの基本に沿った対応が求められる．

**Q 3-29** 妻が夫の検査結果を聞きに来ている．確認すると血清性病検査結果が陽性である．妻に結果を伝えてよいか？

**A** 理屈では，夫の依頼があって来たのであるから妻に伝えてよい．しかし，悪い情報は後にトラブルになる場合があるので，危機管理の面から後ほど改めて本人に説明することが望ましい．

**Q 3-30** 入院中の夫に快復の兆しがある．本人へ説明する前に，その妻に遭遇した．夫の快復を妻に伝えてよいか？

**A** アメリカでは，よい情報であれば，患者の介護にあたっている近親者に告げてよいと考えられている．日本も同様に考えてよいと思う．

**Q 3-31** 熱心なのだろうけど，医師の質問に疲れることがある．どうしたらよいか？

**A** そのときは遠慮なく「疲れたので，あとにまわしてほしい」と率直にいう．医師は応えてくれると思う．

**Q 3-32** 医師も看護師も忙しそうで話しかけにくいが…

**A** 確かに，彼らはいつも忙しそうにしている．しかし，声をかけなければ何事もはじまらない．断られてもともとなので，話しかけてみる．「あとで」といわれるかもしれないが，「いつ頃ならよいですか」と確認することを忘れない．

# IV 多岐にわたる疑問・質問

**Q4-1 「利益相反」を明らかにすることによって，論文や成績のねつ造を防げるのか？**

**A** 研究者に自制が働くという意味で，ねつ造を防ぐある程度の効果はあろう．しかし，研究者が気にしなければ機能しない．節操のない人はたくさんいるので，質問への答は「防げない」である．もともと，企業が主導する臨床研究は，契約時に「発表には企業の同意が必要」とある．すなわち，企業に都合の悪い結果は表に出ない．たとえば，向精神薬には攻撃的になって殺人や傷害を引き起こさせる害反応がある．臨床試験中に明確に現れたそれらの害反応を秘匿して申請して認可を得たグローバル製薬企業が複数ある（それらは裁判になって明らかにされた）．また，アメリカで「患者にとって重要だ」と，企業に不利な結果を公表した研究者が製薬企業から契約違反で訴えられたことがある．

**Q4-2 医学研究や臨床研究のねつ造の報道がある．なぜねつ造が起こるのか？ ねつ造か否か，どうやって区別するのか？**

**A** ねつ造の理由は金欲と名誉欲であろう．医師（研究者）によるデータねつ造は世界中にあって絶えることがない．研究報告には審査があるが，巧妙なねつ造なら見抜けない．したがって，両者を区別する決定的な方法はない．そこで「利益相反の開示」といって，お金のやりとりを明らかにすることが求められている．公表することによって，ねつ造への自制が働くことを期待している．しかし，ねつ造する人はそんなことは気にかけないであろう．結局は，それらの情報をみて自分で判断するほかないであろう．

**Q4-3 企業からお金をもらっていない医師（研究者）はいないのか？**

**A** いる．世界には良識をもった人もたくさんいる．その人たちが「ISDB- International Society of Drug Bullettins」というネットワークをつくり，お金に左右されない医療情報を広めるよう努力している．日本のメンバーによる発行紙には，『The Informed Prescriber：TIP「正しい治療と薬の情報」』（医薬品・治療研究会）と『薬のチェックは命のチェック』（特定非営利活動法人医薬ビジランスセンター）がある．

**Q4-4 マスコミの医学医療に関する報道は信頼できるのか？**

**A** 地味な情報にニュース価値はない．したがって，扇情的に扱うのがマスコミである．扇情的なマスコミ報道によって人々が幻惑されるのは日本に限ったことではない．また，広告主に不都合な情報は報道しない．報道バイアスであるが，マスコミにとってそうすることが善なので正せない．さらに，マスコミは医科学に相反する意見がある場合，"人々を混乱させないため"に一方の意見のみを取り上げる．2009年新型インフルエンザ騒動では，「重篤で大変だ」という意見のみで，「軽症で心配ない」といった意見は報道しなかった．後者の正しい意見は当初からあったが，マスコミが取り上げなかったので一般には伝わらなかった．マスコミ報道は別の視

点で検証することを勧める．

## Q4-5 外国では小児用ワクチンは義務接種なのか？

**A** 多くの国で義務接種である．最近の先天性風疹症候群の流行をみればつかるように，日本の定期接種という曖昧な姿勢では子どもの健康は守られない．有益性と副作用を天秤にかけて，有益性が大きく上回るワクチンについては義務接種が望ましい．単に，反対運動があるから打たないという保護者は減るであろう．なお，副作用への手厚い対応と宗教的拒否および"意識的拒否"（宗教的拒否に相当する世俗主義者のための用語）を認めることも同時に必要である．

## Q4-6 自動車のシートベルト着用強制は許容されるのだから，歯によいとされる水道水フッ化物添加も許容されると思うが？

**A** 強制されても罰を受けようとも，シートベルト着用は拒否できる．しかし，水道水にフッ素を混入されては拒否することができない．両者は同列にとらえられない（いやなら買って飲めというのは不当な要求なので許容されない）．

## Q4-7 高齢者や終末期患者から「健康に悪い」という理由で，嗜好品を取り上げる人が結構いるが？

**A** 終末期においてまったく意味はない．高齢者からも楽しみを取り上げてはならない．そんなことをするのは，まったく愚かなことである．

## Q4-8 遠方の親族が現れてケアにあたった家族を非難するときはどうしたらよいのか？

**A** アメリカでは「カリフォルニア娘症候群」といわれる状況で，日本にも結構みられるようである．患者の介護に参加しなかった人が，その負い目を当たり散らすことによって晴らすのであろう．身近でケアにあたった家族には迷惑である．通常は，ひとしきり騒げばおとなしくなるので，家族ケアの視点で対応する．

## Q4-9 生殖機能に影響すると説明されたがん治療を受けている．それが終了したら，子どもを産みたいと思っているが…

**A** 主治医と相談することを勧める．たとえば睾丸に影響のある治療や卵巣摘出なら，精子・卵子保存などの選択肢がある．

## Q4-10 肥満を悪くいうが，やせのほうが問題なのでは？

**A** その通り．厚生労働省の研究班をはじめ多くの研究は，BMI（体重/身長比）で25前後の肥満気味のほうが健康で長生きと報告している．やせとBMI 30以上の高度肥満が問題である．

## Q4-11 患者が必要な輸血を拒否するのは許せない．輸血を強制できないのか？

**A** 治療拒否は患者の権利で，許せないと考えるほうが誤っている．ちなみに，日本とアメリカ以外では，輸血拒否は合理的な理由を欠くとして強制的に輸血される．日本は，最高裁が信仰による輸血拒否を認めたので，それに従うことが求められる．ちなみに，輸血には様々な害があるので，可能な限り行わないほうがよい．

## Q4-12 緩和ケアは，積極的な医療とはいえないのではないか？

**A** かつては，そういった考えもあった．しかし，患者の苦痛の除去や尊厳をもった生活を支援することも医療の重要な目的の一つであることに疑問の余地はない．

## Q4-13 なぜ，終末期ケアではなく，エンド・オブ・ライフ・ケアといわれるのか？

**A** 終末期には幅広い概念が含まれ，見方によってその期間が大きく異なる．そのため，end-of-life care という言葉が好まれるようになっている．筆者は，「臨終」という立派な日本語があるのだから，「臨終期ケア」が適切な表現になると思って使っている．

## Q4-14 ハグと称する行為が勧められているが，それは何か？

**A** 愛情や友情，親密さを表し，喜びを伝える抱擁という非言語的コミュニケーション手段である．安楽と慰めをもたらすので，相手が悲嘆にある場合にも適用される．ただし，同意のない接触は原則的に傷害行為である．ハグ程度なら推定同意ありとみなされるであろうが，それは嫌なら拒否できる大人の場合である．子どもは逃げられないので，子どもにハグするときは必ずその子の同意をあらかじめ得なければならない．

## Q4-15 ホスピタル・プレイ・スペシャリスト（hospital play specialist）またはチャイルド・ライフ・スペシャリスト（child life specialist）の資格を得る方法は？

**A** それぞれイギリス（http://www.nahps.org.uk/）と北米（http://www.childlife.org/）で資格を得られる．日本語検索でも，いくつかの参照先情報が得られる．

## Q4-16 産業医は，本人に断りなく，会社に労働者の健康診断の結果を説明しなければならないとされるが？

**A** それは誤っている．労働安全衛生法の産業医に関する規則に，労働者に健康上の問題があり改善が必要と認めたときには，事業者に必要な勧告をする義務も負っていることからの誤解である．これは労働者保護の規定で，労働者の医療情報の告知にはインフォームド・コンセントの例外規定を広くとらえて，労働者の利益になるよう事業者に対応を促すためにある．労働者の健康を改善するためにその人の秘密を事業者に伝える必要があっても，本人の同意を得るよう勧められている．仮に，医療情報の秘密保持と産業医の報告義務が葛藤する場合は，上位法令

の優先規定によって刑法（第 134 条の秘密保持規定）が労働安全衛生法より優先される．

### Q4-17 反対が多かったにもかかわらず，精神保健福祉法が原案のまま成立したのはなぜか？

**A** 真の専門家が尊重されない社会ゆえと思われる．2012 年に成立した新型インフルエンザ等対策特別措置法は，2010 年の「新型インフルエンザ（A/H1N1）対策総括会議報告書」を背景とする．その報告書が医科学に基づかない不適切な結論を示したため，導き出された新型インフルエンザ等対策特別措置法も誤った方向性にある．その不健全な法案に，日本医学会会長は「新型インフルエンザ等対策特別措置法案に慎重な審議を求めます」と　また日本弁護士連合会会長は「当連合会は，本法案に反対の意を表明する」と表明したにもかかわらず，原案のまま成立してしまった．2013 年成立の改正精神保健福祉法では，厚生労働省の「新たな地域精神保健医療体制の構築に向けた検討チーム」の答申とは逆方向にある法案に作り変えられた．同検討チームの座長が異例の意見書を厚生労働大臣に提出したが，改悪法案がそのまま成立した．これらは最近の例であるが，同様の事例は枚挙にいとまがない．つまり，その道のトップの意見は退けられ，別の意見が国の政策に導入される現状がある．

### Q4-18 ホメオパシーに通ったら，小児ワクチンの接種はするなといわれた．それでよいのか？

**A** 行政から配布された説明書をよく読んで，納得されればワクチンを予定どおり受けることを勧める．ホメオパシーは医学を否定しているのでワクチンも否定する．なお，ホメオパシーなどの代替療法はある種の宗教なので，そのことを知ったうえで対応することを勧める．

### Q4-19 キューブラー・ロスの「死の五段階説」は日本人には適応できないと聞いたことがあるが？

**A** 彼女の「死の五段階説」にある「段階」は，ストレスに対する反応である（後に彼女自身も認めた）．欧米人と日本人とで違ってみえたのは，ストレス反応の表出程度に欧米人と日本人の間に大きな差異がみられるからであろう．一般に日本人は反応の表出が欧米よりおだやかで，特にストレスに出会った際の「拒絶」と「怒り」の表出が少ない．ただし，ストレス反応を適度に表出させないと，ストレスへの順応を妨げてしまう．ケアにあたり，留意が必要である．

### Q4-20 よいコミュニケーションに求められることは何か？

**A** ありふれた回答だが，傾聴と共感であろう．傾聴とは患者の言葉を医師の言葉で患者に確認すること，共感とは患者の思いを医師の言葉で患者に確認することである．伝わる情報では，事実も大切だが，それ以上に感情部分も大切である．患者に発言を促すが，逆に強制してはならない．イエス・ノーを問う質問と思いを尋ねる質問とを適宜組みあわせて，かつ五感をうまく利用する．

**Q 4-21** 東日本大震災では医療・福祉従事者も犠牲になったが，医療・福祉従事者は特殊公務災害補償の対象にならなかった．患者第一と教育されてきて犠牲になったのに納得がいかない．医療従事者は自分の命を優先してよいのか？

**A** 答えは「自分の命を優先すべき」である．これは国際的な了解事項で，警察・消防業務や戦闘などと異なり，医療業務は危険を前提としていないためである．つまり，自分の命を優先するか患者を優先するかの岐路に立ったときは，医療従事者は患者より自分を優先することが倫理的に正しい判断になる．歴史的にも，古代ローマの名医ガレノス（129〜200年頃）はペスト流行の際にローマを脱出した．1665年のロンドン大ペストの際も，多くの医師はロンドンから離れた．近くはSARS流行にあたり，台湾の医師・看護師は病院から逃げた．ただ，そういった状況で献身的に活動した医療従事者は多く，自分の命を優先した者は非難されたようである．

　質問にある「特殊公務災害補償」は，公務員災害補償制度に基づく手厚い補償のことであろう．それは，警察官（警務外職員を含む）や消防士（常勤消防団員を含む），麻薬取締員および災害応急対策に職務として従事する職員が「生命または身体に対する高度の危険が予測される状況の下において，犯罪の捜査，火災の鎮圧その他施行令で定める職務に従事し，公務上の災害を受けた場合」に適用される．その他の職務には，「1. 警報の発令及び伝達並びに避難の勧告又は指示に関する事項」「2. 消防，水防その他の応急措置に関する事項」「3. 被災者の救難，救助その他保護に関する事項」が該当する．東日本大震災では対策にあたった多くの一般公務員も犠牲になった．上記第3項が適用されると思われるが，"職務として従事"が障壁になったためか特殊公務災害補償申請は拒否されている．つまり，社会は一般公務員や医療・福祉従事者に，自分を犠牲にしてまで他人（患者を含む）を助けることを期待していない．患者第一でなかったと，彼らを非難するのは誤りである．

　筆者は，SARSや高病原性インフルエンザの流行などの緊急事態にあたり，職員に感染対策業務を強制してよいかという相談を何回か受けた．今は，感染に対する個人防御装備が完備している．したがって，それを用意したうえでなら業務命令を出せる．もし個人防御装備がないなら命令できないと答えている．結局，特殊公務災害補償の対象者以外は，自分に危険がおよびそうなときは患者のことを考慮する必要はなく，「(津波)でんでんこ（他人は放っておいてとにかく逃げろ）」が適応される．

# 参考図書・文献

1) 池永　満：新患者の権利　医療に心と人権を．九州大学出版会，2013．
2) 損害賠償請求控訴事件，高松高等裁判所平成15年（ネ）第436号，平成17年6月30日第2部判決．
3) 国際連合教育科学文化機関（ユネスコ）人文社会科学局著，浅井　篤，高橋隆雄，谷田憲俊監訳：ユネスコ生命倫理学必修〈第1部〉授業の要目，倫理教育履修課程．医薬ビジランスセンター，2010．
4) Sekimoto M, Asai A, Ohnishi M, et al.: Patients' preferences for involvement in treatment decision making in Japan. *BMC Fam Pract* 2004；5：1．
5) 谷田憲俊：インフォームド・コンセント　その誤解・曲解・正解．医薬ビジランスセンター，2006．
6) Calne R, Calne J, Calne S：A poisoned chalice：has patients' choice gone too far? *Lancet* 2008；371：649．
7) ジョージ・J・アナス著，谷田憲俊監訳：患者の権利　患者本位で安全な医療の実現のために．明石書店，2007．
8) 19歳娘の余命，客から知らされた女性…勝訴．毎日新聞 2012年7月13日．
9) 日本医師会医事法関係検討委員会：「医療基本法」の制定に向けた具体的提言．
http://dl.med.or.jp/dl-med/teireikaiken/20120328_2.pdf
10) Villanueva C, Colomo A, Bosch A, et al.: Transfusion strategies for acute upper gastrointestinal bleeding. *N Engl J Med* 2013；368：11-21．
11) Weeks JC, Catalano PJ, Cronin A, et al.: Patients' expectations about effects of chemotherapy for advanced cancer. *N Engl J Med* 2012；367：1616-1625．
12) Treatment goals：discuss them with the patient. *Prescrire Int* 2012；21：276-278．
13) 日本膵臓学会膵癌診療ガイドライン改訂委員会：膵癌診療ガイドライン2009年版．
http://www.suizou.org/PCMG2009/index.html
14) Mamtani R, Haynes K, Bilker WB, et al.: Association between longer therapy with thiazolidinediones and risk of bladder cancer：a cohort study. *J Natl Cancer Inst* 2012；104：1411-1421．
15) American Cancer Society, Pancreatic Cancer.
http://www.cancer.org/cancer/pancreaticcancer/detailedguide/index
16) 谷田憲俊：患者・家族の緩和ケアを支援するスピリチュアルケア　初診から悲嘆まで．診断と治療社，2008．
17) Casarett DJ, Quill TE："I'm not ready for hospice"：strategies for timely and effective hospice discussions. *Ann Intern Med* 2007；6：443-449．
18) Jabre O, Belpomme V, Azoulay E, et al.: Family presence during cardiopulmonary resuscitation. *N Engl J Med* 2013；368：1008-1018．
19) さいたま地裁川越支部平15・10・30判決．判例タイムズ1185；2005年10月1日号．
20) 乳腺腫瘍で治療されているお母さまへ．http://www.takeiteasywithfamily.com/
21) 印南一路：すぐれた意思決定　判断と選択の心理学．中央公論新社，2002（中公文庫）．
22) Vohr BR, Allen M：Extreme prematurity—the continuing dilemma. *N Engl J Med* 2005；352：71-72．
23) Silveira MJ, Kim SYH, Langa KM：Advance directives and outcomes of surrogate decision making before death. *N Engl J Med* 2010；362：1211-1218．
24) MacReady N：AAP retracts statement on controversial procedure. *Lancet* 2010；376：15．

25) Steinbrook R：Haemoglobin concentrations in chronic kidney disease. *Lancet* 2006；368：2191-2193.
26) Howick J, Bishop FL, Heneghan C, *et al.*：Placebo use in the United Kingdom：Results from a national survey of primary care practitioners. *PLoS ONE* 2013；8：e58247. doi：10.1371/journal. pone. 0058247.
27) 田中美穂，小松　明：ある中規模総合病院におけるプラシーボ使用の現状と看護師の意識．生命倫理 2008；18：149-157.
28) Tanida N：The view of religions toward euthanasia and extraordinary treatments in Japan. *J Relig Health* 2000；39：339-354.
29) Phelps AC, Maciejewski PK, Nilsson MBS, *et al.*：Religious coping and use of intensive life-prolonging care near death in patients with advanced cancer. *JAMA* 2009；301：1140-1147.
30) Banerjee S, Hellier J, Dewey M, *et al.*：Sertraline or mirtazapine for depression in dementia（HTA-SADD）：a randomised, multicentre, double-blind, placebo-controlled trial. *Lancet* 2011；378：403-411.
31) Billioti de Gage S, Bégaud B, Bazin F, *et al.*：Benzodiazepine use and risk of dementia：prospective population based study. *BMJ* 2012；345：e6231.
32) Fenton JJ, Jerant AF, Bertakis KD, *et al.*：The cost of satisfaction：a national study of patient satisfaction, health care utilization, expenditures, and mortality. *Arch Intern Med* 2012；172：405-411.
33) Rolfe A, Burton C：Reassurance after diagnostic testing with a low pretest probability of serious disease. Systematic Review and Meta-analysis. *JAMA Intern Med* 2013；173：407-416.
34) Kahn R：Metabolic syndrome-what is the clinical usefulness? *Lancet* 2008；371：1892-1893.
35) Anonymous.：A pressure to agree. *Lancet* 1999；354：787.
36) Sabayan B, Oleksik AM, Maier AB, *et al.*：High blood pressure and resilience to physical and cognitive decline in the oldest old：the Leiden 85-plus Study. *J Am Geriatr Soc* 2012；60：2014.
http://dx.doi.org/10.1111/j.1532-5415.2012.04203.x
37) Odden MC, Peralta CA, Haan MN, *et al.*：Rethinking the association of high blood pressure with mortality in elderly adults. The impact of frailty. *Arch Intern Med* 2012；172：1162-1168.
38) Inzucchi SE, Bergenstal RM, Buse JB, *et al.*：Management of hyperglycemia in type 2 diabetes：a patient-centered approach. Position statement of the American Diabetes Association（ADA）and the European Association for the Study of Diabetes（EASD）. *Diabetes Care* 2012；35：1364-1379.
39) Yau CK, Eng C, Cenzer IS, *et al.*：Glycosylated hemoglobin and functional decline in community-dwelling nursing home-eligible elderly adults with diabetes mellitus. *J Am Geriatr Soc* 2012；60：1215-1221.
40) Qaseem A, Chou R, Humphrey LL, *et al.*：Inpatient glycemic control best practice advice from the Clinical Guidelines Committee of the American College of Physicians. *Am J Med Qual* Published online before print May 23, 2013, doi：10.1177/1062860613489339.
41) Qaseem A, Barry MJ, Denberg TD, *et al.*：Screening for prostate cancer：a guidance statement from the clinical guidelines committee of the american college of physicians. *Ann Intern Med* 2013；158：761-769.
42) 社説：医療とカネ　イレッサが残した課題．毎日新聞　2013 年 4 月 13 日．
43) 日本弁護士連合会「集団フッ素洗口・塗布の中止を求める意見書」．
http://www.nichibenren.or.jp/library/ja/opinion/report/data/110121.pdf
44) 日本弁護士連合会「集団フッ素洗口・塗布の中止を求める意見書」に対する日本口腔衛生学会解説．
http://www.kokuhoken.or.jp/jsdh/file/news/news_111118_jsdh.pdf
45) 谷田憲俊：新型インフルエンザという空騒ぎ　―1918年スペインかぜの恐怖は杞憂―．セミナー医療と社会 2010；37：2-12.

46）Morier-Genoud C, Bodenmann P, Favrat B, et al.：Violence in primary care：prevalence and follow-up of victims. *BMC Fam Pract* 2006；7：15.
47）Garcia-Moreno C, Watts C：Violence against women：an urgent public health priority. *Bull World Health Organ* 2011；89：2-2. doi：10.2471/BLT.10.085217
48）厚生省児童家庭局：厚生科学審議会先端医療技術評価部会・出生前診断に関する専門委員会『母体血清マーカー検査に関する見解』についての通知発出について．
http://www1.mhlw.go.jp/houdou/1107/h0721-1_18.html
49）日本産科婦人科学会倫理委員会：母体血を用いた新しい出生前遺伝学的検査に関する指針．
http://www.jsog.or.jp/news/pdf/guidelineForNIPT_20130309.pdf
50）Torloni MR, Vedmedovska N, Merialdi M, et al.：Safety of ultrasonography in pregnancy：WHO systematic review of the literature and meta-analysis. *Ultrasound Obstet Gynecol* 2009；33：599-608.
51）Teno JM, Gozalo PL, Mitchell SL, et al.：Does feeding tube insertion and its timing improve survival? *J Am Geriatr Soc* 2012；60：1918-1921.
52）Abernethy AP, McDonald CF, Frith PA, et al.：Effect of palliative oxygen versus room air in relief of breathlessness in patients with refractory dyspnoea：a double-blind, randomised controlled trial. *Lancet* 2010；376：784-793.
53）Brody H, Campbell ML, Faber-Langendoen K, et al.：Withdrawing intensive life-sustaining treatment-recommendations for compassionate clinical management. *N Engl J Med* 1997；336：652-657.
54）Lautrette A, Darmon M, Megarbane B, et al.：A communication strategy and brochure for relatives of patients dying in the ICU. *N Engl J Med* 2007；356：469-478.
55）谷田憲俊：医療事故と医療過誤．盛永審一郎，松島啓久編，医学生のための生命倫理．丸善出版，2012；132-133.
56）Gallagher TH, Waterman AD, Ebers AG, et al.：Patients' and physicians' attitudes regarding the disclosure of medical errors. *JAMA* 2003；289：1001-1007.
57）浜　六郎：薬害はなぜなくならないか．日本評論社，1996.

# 索　引

▶▶▶ 和文索引

## ●あ
アーユルベーダ医学 94
アスクレピオス医療 7
圧力 84
アドヒアランス 151
アナス 10
アナフィラキシー反応 41
アメリカ連邦最高裁 95
アレルギー 40
アンジェラ事件 83

## ●い
威圧 85
イエス 96
怒り 58
イギリス総医療評議会 3, 21
池永　満 6
意識的の忌避 107
意識的の拒否 155
意思決定代行 138
意思決定代行者 70, 72, 77, 78, 89, 141
医師賠償責任保険 147
医師法 2
医師法21条 14, 143
異状死 143
イスラエル 140
一次（主要）評価項目 105
遺伝カウンセリング 95, 111
遺伝子 95
遺伝情報 17
医の道徳 136
医の倫理 136
医薬ビジランスセンター 144
医薬品医療機器総合機構 144
医療化 99
医療過誤 123, 146
医療観察法 72
医療事故 122
医療事故死 123
医療社会福祉士 115
医療の幻想 21
医療の目的 28
医療法 2

## 医療倫理 136
入れ歯安定剤 74
陰萎 152
インゲルフィンガー 10, 98
インスリン強化療法 102
インターネット 58, 74, 133
インフォームド・アセント 62
インフォームド・チョイス 4, 8, 31

## ●う
ウィルヒョウ 33
齲（う）歯 106
植込み型自動除細動器 77, 121

## ●え
疫学研究 70
エリスロポエチン 88
縁者間暴力 110
エンゼル・メイク 121
エンディングノート 77
エンド・オブ・ライフ・ケア 156
延命措置 12, 20, 140

## ●お
往診 113, 144
大野病院事件 14
オスラー 153
オタワ憲章 136
脅し 85
恩恵 81, 93

## ●か
介護支援専門員 115
介護保険 92
介護老人保健施設 92
貝原益軒 98
学習障害者 72
確認 28, 38, 49, 51, 53, 55, 59, 61, 91, 130, 132, 149, 157
家族 139
家族ケア 59
価値観 105
学校 106

## 仮定同意 17
花粉症 94
カリフォルニア娘症候群 155
カルテ 30, 137
カルテ開示 32
還元主義 130
がん告知 138
患者・医師関係 3, 30
患者支援型自律 9, 31, 35
患者団体 88
患者の安全文化 125
患者の権利 10
患者の権利オンブズマン 147
患者の権利法 13
患者の自己決定法 76, 78, 140
鑑定 148
漢方 94
緩和ケア 156

## ●き
危機管理 3, 30
規範的意思決定論 68
希望 57, 59, 149
基本的自由 2, 5
虐待 12, 145
キャンサー・サバイバー 64
キャンデュラ事例 69
救急医療 123
共感 54, 58, 61, 64, 65, 118, 121, 151, 157
強制接種 155
業務独占資格 14
拒絶 58
居宅サービス計画書 115
拒否 17, 132, 142
緊急 116
緊急事態 80

## ●く
偶発腫瘍 2
苦情 147
クリニカル・パス 44

索引　163

## け

- ケアマネジャー……………………115
- 経済的，社会的及び文化的権利に関する国際規約（A 規約）‥94，107
- 経済的誘因……………………………22
- 傾聴………………………54，58，61，118，121，151，157
- 決断分析法……………………………68
- ゲムシタビン…………………48，51
- 健康………………………………55，136
- 幻想…………………95，98，100，103
- 原理主義的自律…………………9，31

## こ

- 抗うつ薬………………………………99
- 高額療養費制度………………23，144
- 公衆衛生………………80，106，107
- 交渉………………………………………58
- 厚生労働省……………………113，124
- 抗てんかん薬…………………………74
- 口頭……………………………………140
- 抗不安薬………………………………99
- 肛門診…………………………………109
- 合理的意思決定………………………68
- 合理的人間基準………………………25
- 誤解………………………………………91
- 国際高血圧学会………………………101
- 国際連合条約「経済的，社会的及び文化的権利に関する国際規約（A 規約）」…………………94，107
- 告知……50，61，62，64，65，148
- 告知反対…………………………………61
- 個人情報保護法………………………32
- 国家主義………………………………107
- 子どもの権利…………………………63
- 混合診療………………………………94
- 昏睡………………………………79，138
- コンプライアンス……………………151

## さ

- 最善の医療……………………89，130
- 在宅医療………………………113，132
- 在宅緩和ケア…………………………114
- 裁判外紛争解決制度…………………147
- 裁量………………………………………15
- 差別………………………………………79
- サリドマイド…………………………126
- サルゴ事例判決………………………24
- 産業医…………………………………156

## し

- シートベルト…………………………155
- ジェスティ……………………………17
- ジェンナー……………………………17
- 自己決定…………………………2，5
- 自己決定法……………………………21
- 自己責任………………………73，137
- 自殺企図………………………………82
- 自殺念慮………………………………54
- 死産……………………………………112
- シスプラチン…………………………51
- 事前指示………………………75，139
- 事前指示書……………………21，141
- 死体検案書……………………………143
- 失神………………………………………74
- 死に逝く患者…………………………20
- 死に逝く子……………………………150
- 死の確認方法…………………………120
- 死の五段階説…………………………157
- 死別ケア………………………………121
- 死亡確認………………………………143
- 終活………………………………………77
- 宗教的拒否……………………………155
- 自由診療…………………………93，94
- 住宅改造………………………………115
- 集団投薬………………………………107
- 終末期ケア……………………………156
- 重要事項………………………………26
- 主観的医療基準………………………25
- 手術着…………………………………108
- 首長………………………………………83
- 出生児保護法…………………………71
- 出版バイアス…………………………9
- 種痘……………………………17，107
- 守秘義務…………………………………1
- 受容………………………………………58
- シュレンドルフ裁判…………………8
- 順応反応…………………………………58
- 小児………………………………………71
- 小児がん………………………64，139
- 情報化…………………………………132
- 情報提供型……………………………31
- 女性器切除……………………………87
- シラクサ原則…………………80，108
- 知らされない権利……………………16
- 自律…………2，5，6，7，117，137
- 自立………………………………………6
- 知る権利………………………………16
- 人格権…………………………………73
- 新型インフルエンザ等対策特別措置法……………………………………157
- 神経因性疼痛…………………………98
- 人権…………………2，5，13，150
- 人権尊重………………………………132
- 親権停止制度…………………………71
- 信仰………………………………………96
- 新生児……………………………70，71
- 新治療と人体実験に関する規則‥33
- 心肺蘇生術……12，20，60，75，89，116，142
- 心肺蘇生術拒否………………………75
- 診療指針………88，101，146，148
- 診療録…………………………………30

## す

- 膵がん……………………………………35
- 推定同意………………16，17，80
- 水道水フッ化物添加…………106，155
- スタチン剤……………………………103
- ストーリー311………………………152
- ストレス反応…………58，150，157
- スピリチュアル的苦痛………………55

## せ

- 生活援助………………………………115
- 性差医療………………………………108
- 生殖補助医療…………………………110
- 精神科……………………………………11
- 精神疾患………………………………150
- 精神障害………………………………72
- 精神障害の診断と統計の手引き5…………………………………………99
- 精神的回復力…………………………149
- 精神保健福祉法………………150，157
- 生存率……………………………………47
- 生の質（QOL）………52，144，152
- 生命延長………………………………136
- 生命延長措置…………………………116
- 生命至上主義……………………13，71
- 生命倫理………………………………136
- 世界保健機関…………………………101
- セカンド・オピニオン…………46，73，142
- 責任……………………………………7，117
- 絶対的減少率…………………………104
- 説得………………………………………86
- 説明責任…………………………16，80
- 先行医療計画書…………………76，78
- 先進医療制度……………………94，144
- 全人的苦痛……………………………55

## さ

全人的ケア ……………………… 55
先天性風疹症候群 …………… 155
全米腎臓財団 ………………… 88
専門医 ………………………… 73
前立腺がん …………………… 102

## そ

造影剤 ………………………… 40
奏効率 ………………………… 56
操作 …………………… 86, 106
相対的減少率 ………………… 104
訴訟 …………………………… 146

## た

胎児 …………………………… 83
胎児条項 ……………………… 111
胎児診断 ……………………… 111
胎児超音波検査 ……… 112, 138
胎児超音波検診 ……………… 138
代替療法 …………… 93, 140, 157
大腸ポリペクトミー ………… 17
対話型 ………………………… 31
ダウン症 ……………………… 70
タクティールケア …………… 152
他山の石 ……………………… 130
多死社会 ……………………… 112
タッチング …………………… 152
タラソフ事件 ………………… 11

## ち

地域包括ケアシステム ……… 145
チーム医療 …………………… 113
チャイルド・ライフ・スペシャリスト …………………………… 156
中医 …………………………… 94
中間解析 ……………………… 105
中絶 …………………… 87, 110
直腸診 ………………………… 109
治療必要数 ………… 95, 104, 105
鎮静薬 ………………………… 99

## て

手当て ………………………… 152
帝王切開 …………… 14, 19, 82, 83
定期接種 ……………………… 155
デカルト ……………………… 136
転院 …………………………… 145
転倒 …………………………… 72
電話 …………………… 53, 152

## と

同意能力 ……………………… 69
東海大学安楽死事件 ………… 116
統合失調症 …………………… 72
糖尿病 ………………………… 36
特別養護老人ホーム ………… 92
トランス脂肪酸 ……………… 138
トルコ ………………………… 140

## な

内視鏡的逆行性胆管膵管造影 … 43
内視鏡的逆行性胆管膵管造影検査
 ………………………………… 45
内診 …………………………… 110
名古屋がん告知訴訟 ………… 24
納得同意 ……………………… 1

## に

日常生活動作 ………………… 102
日本医学会 …………………… 157
日本医師会 …………………… 124
日本医師会生命倫理懇談会
 …………………………… 86, 151
日本医療機能評価機構 ……… 148
日本学術会議 ………………… 124
日本口腔衛生学会 …………… 106
日本文化 ……………………… 5
日本弁護士連合会 ……… 106, 157
乳がん ………………………… 95
乳房温存療法 ……………… 4, 25
ニュルンベルク ……………… 33
人間の尊厳 ………………… 2, 5
妊娠 …………………………… 109
認知症 ………………… 63, 71, 78, 99

## ね

ねつ造 ………………………… 87, 154

## の

濃厚治療 ……………………… 99

## は

ハグ …………………………… 156
博愛 …………………………… 5
白衣 …………………………… 38
白内障 ………………………… 25
パターナリズム …… 6, 10, 18, 31, 53, 82, 84, 139
華岡青洲 ……………………… 8
ハムラビ法典 ………………… 14

## ひ

バリアフリー化 ……………… 115
判断能力 …………………… 28, 68

ヒーリング・タッチ ………… 152
ピオグリタゾン ……………… 39
肥大型心筋症 ………………… 74
悲嘆 …………………… 59, 112
悲嘆ケア …………… 58, 62, 122
ヒトパピローマウイルス・ワクチン …………………………… 27
ヒポクラテス ………………… 6
ヒポクラテスの誓い ………… 116
肥満 …………………………… 155
秘密保持 ……………………… 156
ヒヤリ・ハット ……………… 123
病院賠償責任保険 …………… 147
評価助言型 …………………… 31
病気喧伝 ……………………… 99
標準的医療基準 ……………… 25
ピロリ菌除菌療法 …………… 105

## ふ

不安 ………………… 149, 152
不確実性 ……………… 22, 49
腹腔鏡下手術 ………………… 2
福祉用具レンタル …………… 115
父権主義 …………… 6, 10, 18, 31, 53, 82, 84, 139
富国強兵 ……………………… 107
富士見産婦人科病院事件 …… 86
フッ素洗口 …………………… 106
不妊治療 ……………………… 110
プライバシー ……………… 2, 110
プラセボ ……………………… 93
プラトン ……………………… 6
フルオロウラシル …………… 50
プロシャ帝国宗教・文部・医学省発令 ………………………… 33
プロラクチン産生腺腫 ……… 30
文化の多様性尊重 …………… 87

## へ

閉経後健康女性 ……………… 105
ヘイスティングス・センター … 136
ベーコン ……………………… 136
ペースメーカー ……………… 77
ヘモグロビン A1c …………… 102
ヘルシンキ宣言 ……………… 33
ヘルストークオンライン … 57, 58

索引 165

変数 ……………………………… 101

### ●ほ
包括的同意 ……………………… 15, 16
膀胱がん ………………………… 39
法的同意能力 …………………… 68
報道バイアス …………………… 154
訪問診療 ………………………… 144
訪問入浴 ………………………… 115
ホームズ ………………………… 99
補完療法 …………………… 93, 140
ホスピス ………………………… 58
ホスピタル・プレイ・スペシャリスト ………………………… 156
母体 ……………………………… 83
母体血清マーカー ……………… 111
ホメオパシー …………………… 157
ボランティア …………………… 115

### ●ま
マーガリン ……………………… 138
マクブライド …………………… 126
麻疹 ……………………………… 90
まずあやまろうキャンペーン … 124
マスコミ ………………………… 154
慢性膵炎 ………………………… 36

### ●み
みえない圧力 …………………… 84
見越悲嘆 ………………………… 60
密室医療 ………………………… 32
看取り ……………………… 114, 119
看取り介護加算 ………………… 78
民法 ……………………………… 70

### ●む
無益 …………………… 20, 71, 75
無症候性褐色細胞腫 …………… 2
ムンテラ ………………………… 151

### ●め
メタボ …………………………… 100
免責 ………………………… 33, 131

### ●も
燃えつき症候群 ………………… 60
黙示的同意 ……………… 15, 37, 80
目的 …………………… 39, 49, 52, 55, 59, 73, 101, 136
物語医療 ……………… 32, 77, 132, 133

### ●や
薬害 ……………………………… 126
薬害オンブズパーソン会議 …… 144
やせ ……………………………… 155

### ●ゆ
誘導 ………………………… 85, 106
輸血拒否 ……………… 18, 87, 156
ユネスコ生命倫理学必修 …………………… 5, 7, 8, 69

### ●よ
要介護認定 ……………………… 114
養生訓 …………………………… 98
抑うつ ……………………… 58, 149
予後告知 ………………………… 56
横浜地方裁判所判決 …………… 116
予防原則 ………………………… 126
予防的乳房・卵巣切除術 ……… 95

### ●ら
乱診乱療 ………………………… 86

### ●り
利益相反 …………… 22, 103, 148, 154
理解能力 ………………………… 68
リスボン宣言 …………………… 11
リビング・ウィル ………… 76, 141
良質の医療 ……… 10, 12, 20, 54, 70, 71, 81, 84, 90, 103, 116
臨終期ケア ………………… 116, 156
臨床試験 ………………………… 105
臨床倫理 ………………………… 136
臨床倫理士 ……………………… 91
倫理委員会 ………… 29, 81, 91, 141
倫理指針 ………………………… 87
倫理帝国主義 …………………… 83

### ●れ
レジリエンス（精神的回復力）… 149
レンツ …………………………… 126

### ●ろ
老人性瘙痒症 …………………… 152
老衰 ……………………………… 121
労働安全衛生法 ………………… 156
録音録画 ………………………… 142
ロス ……………………………… 157
ロビンソン判決 ………………… 24

### ●わ
ワクチン ……… 17, 84, 108, 155, 157

## ▶▶▶ 欧文索引

### ●A, C
ADL ……………………………… 102
child life specialist …………… 156

### ●D
decision analysis ……………… 68
Diagnostic and Statistical Manual of Mental Disorders-5 ……… 99
disease-mongering …………… 99
DNAR（do not attempt resuscitation order）……………………… 75
DNR（do not resuscitate order）… 75
DV（domestic violence）……… 116

### ●E, F, H
EBM ……… 12, 32, 90, 98, 101, 132
FGM（female genital mutilation）… 87
hospital play specialist ……… 156

### ●M
medicalization ………………… 99
MSW（medical social worker）… 115

### ●N
NBM（narrative-based medicine）… 32, 77, 132, 133
NNT（number needed to treat）
………………………… 95, 104, 105

### ●P, Q, R, W
PSA（前立腺特異抗原）検診 … 102
QOL ………………… 52, 144, 152
reductionism ………………… 130
WHO …………………………… 101

# あとがき

　筆者は，学生への生命倫理教育において，常に冒頭で「生命倫理とは，問題を抽出して解決を図る術である．それゆえ，話す内容は医学医療の問題ばかりだが，医学医療にはそれらよりはるかによいことがたくさんある．私が話すことが悪いことばかりだからといって，医学医療は悪いものだと思わないように」と強調した．

　しかし，筆者が話すことは医学医療の問題ばかりで，「医学医療にはよいことがたくさんある」ことを忘れさせる講義であったことは確かである．そのためか，学生の意見に「医学医療の楽しいことを教えてほしい」とあった．そこで，筆者は2012年3月の最終講義は『幸せの生命倫理』とし，五感を駆使して脳の報酬系を刺激して癒しと幸せを得ようとする医療について述べた（http://ds.cc.yamaguchi－u.ac.jp/~bulletin/index.html に講義録あり）．

　大学の講義は，学生の要望に自由に応えられる．しかし，臨床現場は，そういうわけにいかない．かつて懸念された産学協同の弊害が現れ，医療化と病気喧伝によって健康な人まで薬漬けにされる傾向はますます強まっている．こういった生命倫理に反することが医療に増え続ける状況において，筆者が問題ばかりを扱ったことも無理からぬと理解してほしい．

　ただ，問題をあげつらうのが目的ではない．医学医療が人々の健康と幸せに有用な手段であることに変わりない．有益な医療は11％に過ぎないことを紹介したが，どちらでもない80％を味方につければ，90％以上の医療は役に立つことになる．どちらでもない80％の患者の評価は医療従事者の対応次第である．

　患者を尊重する医療，つまり患者の権利と医療倫理を大切にする医療によってこそ，患者の評価を高められる．その問題解決を図るために本書は企画された．本書に描き出された多くの問題とそれらへの対応を理解することによって，患者と家族の願いに応えられるようになるであろう．そうなれば，本書の目的は達せられる．最後に，この意義ある企画とその達成に協力いただいた診断と治療社の編集部長　堀江康弘氏，担当の柿澤美帆氏，島田つかさ氏，片岡栄子氏に深謝したい．

谷田憲俊

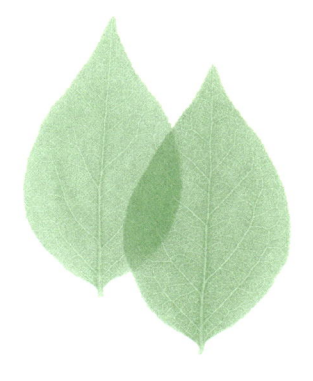

## 著者紹介

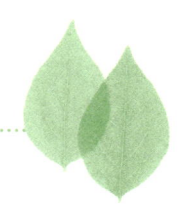

### 谷田憲俊（たにだ　のりとし）

社会医療法人北斗 北斗病院在宅医療科部長・在宅緩和療養センター長（M.D., Ph.D., D.T.M.&H.）．1949年栃木県生．1967年宇都宮高等学校，1973年弘前大学医学部を卒業．函館市立病院消化器科を経て，1975年兵庫医科大学附属病院第四内科医員．1978年ロンドン大学衛生熱帯病大学院で Diploma of Tropical Medicine and Hygiene を取得．1978年ロンドン大学ガイズ医学校消化器科研究員，1979年 Clinical Research Centre 臨床化学部研究員併任．1980年帰国後，兵庫医科大学第四内科学教室，国立加古川病院内科医長等を経て，2003年より山口大学大学院医学系研究科医療環境学教授として生命倫理教育を担当．2012年より現職．

単著に，『がんはなぜ注目されるのか』（プリメド社，2002），『インフォームド・コンセント その誤解・曲解・正解』（医薬ビジランスセンター，2006），『見逃してはいけない感染症』（診断と治療社，2007），『患者・家族の緩和ケアを支援するスピリチュアルケア』（診断と治療社，2008），『感染症学（第四版）』（診断と治療社，2009）．他，共著・分担執筆多数．

監修・監訳に，『幸せをよぶコミュニケーション　サップ式からエスペール法へ』（行路社，2004），『患者の権利　患者本位で安全な医療の実現のために』（明石書店，2007），『ユネスコ生命倫理学必修』（医薬ビジランスセンター，2010），『対話・コミュニケーションから学ぶスピリチュアルケア　ことばと物語からの実践』（診断と治療社，2011）．

専門は，臨床腫瘍学，臨床感染症学，生命倫理．日本ホスピス・在宅ケア研究会理事・機関誌『ホスピスケアと在宅ケア』編集長，アジア生命倫理学会機関誌 Eubios Journal of Asian and International Bioethics 編集委員，特定非営利活動法人医薬ビジランスセンター副理事長・編集委員，同季刊誌『薬のチェックは命のチェック』に「みんなのやさしい生命倫理」を連載中．

- 本書の複製権・翻訳権・上映権・譲渡権・公衆送信権（送信可能化権を含む）は株式会社診断と治療社が保有します
- JCOPY 〈㈳出版者著作権管理機構 委託出版物〉
 本書の無断複写は著作権法上での例外を除き禁じられています．複写される場合は，そのつど事前に，㈳出版者著作権管理機構（電話 03-3513-6969，FAX03-3513-6979，e-mail：info@jcopy.or.jp）の許諾を得てください．

### 具体例からはじめる
## 患者と医療従事者のためのインフォームド・コンセント取扱説明書

2013 年 9 月 30 日　初版第 1 刷発行

ISBN978-4-7878-2052-5

| 著　者 | 谷田憲俊 |
|---|---|
| 発行者 | 藤実彰一 |
| 発行所 | 株式会社　診断と治療社 |

　　　　　〒100-0014　東京都千代田区永田町 2-14-2　山王グランドビル 4 階
　　　　　TEL：03-3580-2750（編集）　03-3580-2770（営業）
　　　　　FAX：03-3580-2776
　　　　　E-mail：hen@shindan.co.jp（編集）
　　　　　　　　　eigyobu@shindan.co.jp（営業）
　　　　　URL：http://www.shindan.co.jp/

表紙デザイン　三報社印刷デザイン室
印刷・製本　　三報社印刷株式会社

©Noritoshi TANIDA, 2013. Printed in Japan.　　　　　　　　　　　　　［検印省略］
乱丁・落丁の場合はお取り替えいたします．